CONTRIBUTION AU TRAITEMENT

DES

Fractures du Maxillaire inférieur

PAR

Le Docteur Camille LEBLANC

de la Faculté de Paris

ANCIEN INTERNE DES HÔPITAUX DE PARIS
LAURÉAT DE L'ACADÉMIE DE MÉDECINE

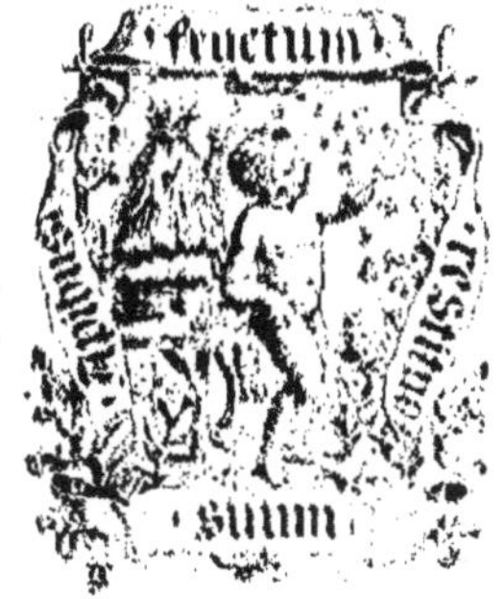

PARIS

SOCIÉTÉ D'ÉDITIONS SCIENTIFIQUES

PLACE DE L'ÉCOLE DE MÉDECINE

4, Rue Antoine-Dubois, 4

1897

CONTRIBUTION AU TRAITEMENT

DES

Fractures du Maxillaire inférieur

PAR

Le Docteur Camille LEBLANC

de la Faculté de Paris

ANCIEN INTERNE DES HÔPITAUX DE PARIS

LAURÉAT DE L'ACADÉMIE DE MÉDECINE

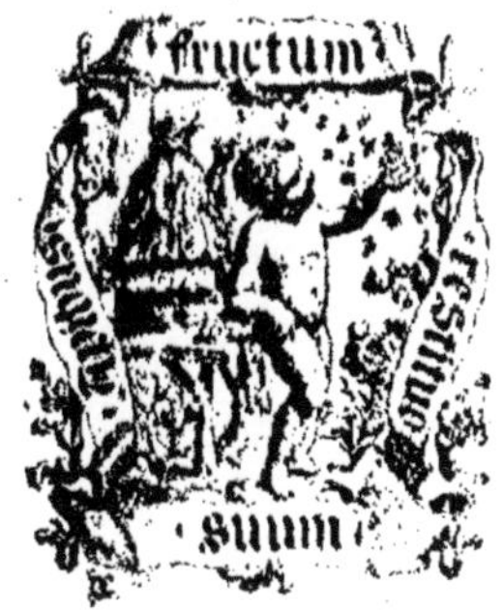

PARIS

SOCIÉTÉ D'ÉDITIONS SCIENTIFIQUES

PLACE DE L'ÉCOLE DE MÉDECINE

4, Rue Antoine-Dubois, 4

1897

A MON PÈRE — A MA MÈRE

A MON MAITRE ET PRÉSIDENT DE THÈSE

Monsieur le Professeur TILLAUX

MEMBRE DE L'ACADÉMIE DE MÉDECINE
PROFESSEUR DE CLINIQUE CHIRURGICALE A LA FACULTÉ
COMMANDEUR DE LA LÉGION D'HONNEUR

A MES MAITRES DE L'ÉCOLE DE CAEN

MM. AUVRAY, GIDON, GOSSELIN, GUILLET

A MES MAITRES DANS LES HOPITAUX DE PARIS

MM. BRAULT, LUCAS-CHAMPIONNIÈRE, NÉLATON, REYNIER
RIBEMONT-DESSAIGNES, ALBERT ROBIN, ROQUES
PEYROT, WALTHER

Le 23 novembre 1895, entrait, à la salle Ambroise Paré, service de Monsieur Reynier, un malade atteint d'une double fracture du maxillaire inférieur. Le fragment médian, très mobile et aussi très réductible, se déplaçait avec une extrême facilité. Il ne put être maintenu par aucune espèce de fronde. On tenta la suture métallique : le déplacement se reproduisit. On ajouta une nouvelle fronde formée d'une mentonnière en plâtre et de tubes de caoutchouc passant, l'un sur le sommet de la tête, l'autre sur l'occiput ; malgré le secours apporté à la suture, par cette pression continue, le déplacement se maintint au même degré. Le gonflement était énorme, la salivation intense. C'est alors que nous eûmes l'idée de nous servir du maxillaire supérieur comme attelle, de fixer le fragment médian du maxillaire inférieur à la partie correspondante du maxillaire supérieur, par des fils d'argent prenant attache sur les dents ; le patient guérit parfaitement et la reconstitution de l'arcade dentaire fut bonne.

Recherchant, dans les auteurs, des cas analogues, nous constatâmes que les classiques n'en faisaient aucune mention ; seuls, les traités spéciaux d'Hamilton et de Malgaigne décrivaient succinctement cette méthode sous le nom de procédé de Guillaume de Salicet, et la condamnaient l'un et l'autre. Enfin, dans les nombreuses publications américaines sur cette question, nous découvrîmes qu'un professeur à la faculté de Minnesota, Angle, avait institué une méthode analogue à la nôtre et publié deux observations suivies de succès. En 1895, un autre Américain, Gamble, avait publié dans le J. Am. M. Ass. de Chicago, une nouvelle application de cette méthode également suivie d'un succès très concluant.

En 1896, nous pûmes soigner à Lariboisière, salle Nélaton, et avec le même résultat, une nouvelle fracture du maxillaire inférieur, très analogue à la première.

Nous résolûmes alors de faire, de cette méthode de traitement, le sujet de notre thèse inaugurale.

PREMIÈRE PARTIE

LES
DIVERS PROCÉDÉS DE TRAITEMENT
DES FRACTURES DU MAXILLAIRE INFÉRIEUR

Ils sont innombrables.

Lorsqu'en Pathologie médicale, le chapitre de la Thérapeutique est riche de médicaments, c'est souvent la preuve qu'aucun de ces agents n'est parfaitement efficace. Il en est un peu de même en thérapeutique chirurgicale. Tous les procédés et tous les appareils pour le traitement des fractures du maxillaire inférieur ont donné des bons résultats dans certains cas; aucun ne s'est montré constamment parfait.

Il faudrait un volume pour décrire en détail tous ces appareils et toutes ces méthodes. Nous nous proposons d'en établir d'abord une bonne division, puis une courte description qui nous permettront d'apprécier rapidement leurs qualités et leurs défauts.

Sainte-Colombe, dans son excellente thèse, propose une classification qui nous a semblé obscure:

Il établit : une 1re catégorie d'appareils à immobilisation indirecte, c'est-à-dire prenant leur point d'appui sur le menton; telles les frondes;

Une 2me catégorie dite mixte, composée d'appareils qui prennent à la fois appui sur les dents et le menton; tels les vieux procédés de Guy de Chauliac et d'A. Paré;

Dans une 3me catégorie, il range les appareils qui agissent sur les dents et dont le type est l'enlacement; mais il fait rentrer dans cette catégorie toute une série d'appareils qui prennent à la fois appui sur les dents et sur le menton ; tel l'appareil d'Houzelet ;

Enfin, il consacre un chapitre spécial à la suture.

La division proposée par Heydenreich est évidemment insuffisante puisqu'elle ne comprend que trois classes :

Les bandages ;

Les appareils agissant par l'intermédiaire des dents ,

Ceux qui agissent sur les fragments eux-mêmes.

Nous proposons la division suivante :

1° Appareils prenant leur point d'appui sur le bord *inférieur* du maxillaire, c'est-à-dire sur le menton.

2° Appareils prenant leur point d'appui sur le bord *supérieur* du maxillaire, c'est-à-dire sur les dents.

3° Appareils mixtes prenant à la fois appui sur les bords *supérieur* et *inférieur* du maxillaire, c'est-à-dire sur les dents et le menton.

4° Appareils agissant sur les fragments eux-mêmes.

Dans la première catégorie se rangent les frondes ;

Dans la deuxième catégorie, l'enlacement des dents ;

Dans la troisième, les appareils dont le type primitif est l'appareil d'Houzelot, et le plus perfectionné, l'appareil de Martin.

Dans la quatrième se rangent la suture et la ligature des fragments.

1° APPAREILS AGISSANT SUR LE MENTON SEULEMENT.

Ils se divisent en deux classes : (a) les bandages, (b) les frondes.

(A) *Bandages.*

C'est l'appareil le plus simple : une bande de toile roulée autour de la tête suivant un plan vertical bi-auriculaire, applique le maxillaire inférieur contre le supérieur. Le chevestre est simple ou double. La toile peut être remplacée par du diachylon, du cuir, et mieux une bande élastique.

Gibson emploie une mentonnière en toile fixée par des circulaires verticaux et horizontaux.

Barton applique des circulaires obliques.

Hamilton, dont la méthode est encore suivie en Angleterre, se sert d'une mentonnière en cuir fixée par un circulaire allant à l'occiput et maintenu lui-même par un circulaire horizontal ; les deux cercles sont reliés l'un à l'autre par une bande médiane antéro-postérieure appliquée sur l'occipital.

(B) *Frondes.* — Lorsque le bandage est à quatre chefs avec une mentonnière, il s'appelle une fronde. C'est Galien qui l'employa le premier. La fronde est simple lorsqu'elle est faite entièrement de la même substance ; elle est composée, si la mentonnière est faite d'une substance et les bandes qui la fixent, d'une autre substance.

Duvernoy et *Heister* emploient la mentonnière en carton mouillé.

Vandenpool remplace le cuir de la mentonnière d'Hamilton par du plâtre.

Cousins (1888) emploie une simple mentonnière avec une lanière cervicale et une lanière pré-bregmatique.

Bouisson, dont la fronde est classique, a eu le mérite d'appliquer à son appareil des lanières élastiques.

Nous avons nous-même employé une fronde dont la mentonnière était un quadrilatère de tarlatane plâtrée et dont les bandes étaient faites de tubes de caoutchouc analogues à ceux qui servent à faire des drains de calibre moyen ; ces tubes fixés aux quatre angles de la mentonnière étaient noués, les deux antérieurs au bregma, les deux postérieurs à l'occiput ; une petite bande réunissait l'anse bregmatique à l'anse occipitale pour les empêcher de s'éloigner l'une de l'autre.

Dans cette même catégorie, nous devons signaler un appareil très original employé par M. *Dubreuil*, de Montpellier ; c'est une anse de fer, appliquée suivant le plan auriculo-bregmatique, embrassant toute la tête dans sa concavité, et

dont les deux branches appuyées sur les côtés du maxillaire
inférieur, ont leurs extrémités réunies par un pas de vis qui
permet de les rapprocher à volonté. Il s'agissait dans le cas
traité par cet appareil, d'une fracture de la symphyse ; elle
guérit parfaitement. Mais l'appareil fut appliqué sans succès
une seconde fois sur une fracture latérale et cet échec est
facile à comprendre. L'anse de M. Dubreuil est à la rigueur
bonne pour les fractures symphysaires et seulement pour elles.

Appréciation. — Tous ces appareils ont un commun mérite :
leur simplicité et leur facilité d'application. Seule la fronde de
Bouisson doit être acquise chez un fabricant et c'est là un
défaut. Les frondes et les bandages maintiennent suffisamment
les fractures qui n'ont qu'une médiocre tendance au déplacement ;
mais ils deviennent manifestement insuffisants dès que le déplacement
se reproduit aisément.

Bouisson prétend avoir traité avec succès un cas de fracture
double ; c'est là une exception. Dans ce cas, comme le fait très
justement remarquer Sainte-Colombe, la pression, appliquée sur
la pointe du menton, tend à faire remonter le fragment en haut
et en arrière, à le projeter par conséquent vers la cavité buccale ;
d'autre part, cette pression est produite seulement sur le bord
inférieur d'un fragment de forme rectangulaire ou trapézoïde,
qui ne tient plus aux parties voisines et qui, se trouvant en état
d'équilibre instable, a tendance à basculer soit en avant, soit en
arrière.

Enfin, les bandes glissent sur la convexité de l'ovoïde crânien ;
elles se relâchent. Il faut une surveillance constante pour
remettre l'appareil en place.

2° APPAREILS PRENANT UN POINT D'APPUI SUR LES DENTS SEULEMENT

L'enlacement des dents constitue le premier temps du procédé
d'Hippocrate ; mais il paraît avoir été employé bien avant le Père
de la Médecine : un passage du *De Legis tabularum* semble indiquer
que les Hébreux le connaissaient.

Hippocrate employait un fil d'or ; Celse proposa un fil de crin ; Paul d'Egine adopta ce dernier lien.

L'enlacement est facile à pratiquer : il consiste, après réduction de la fracture, à enrouler un fil autour des deux dents qui bordent le trait de fracture.

A. Bérard avait accusé le fil d'irriter la gencive.

Chassaignac proposa de fixer ce fil à la partie moyenne de la dent. Nous nous demandons comment cela est possible : la dent varie notablement comme forme. La plupart du temps, elle est trapézoïde, à grande base répondant au bord libre et là il est manifestement impossible de fixer le fil à la partie moyenne. — Ou bien, la dent est cylindrique et le fil sera très mobile. — Ou bien la dent est conique, à pointe répondant au bord libre, et là encore la modification de Chassaignac est inapplicable. Nous verrons comment, dans notre procédé, cette application, rêvée par Chassaignac, devient une réalité.

Lorsque les dents voisines du trait de fracture sont ébranlées, on peut fixer le fil aux dents plus éloignées ou comprendre, dans une même ligature, les 3 ou 4 dents qui avoisinent, de chaque côté, la solution de continuité de l'os.

Il est des cas où cette fixation plus complexe est elle-même insuffisante et c'est pour ces cas qu'Hammond a inventé son appareil.

Appareil d'Hammond. — Sur un moulage reproduisant exactement l'arcade dentaire, Hammond modèle un fil qui fait le tour de cette arcade en dedans et en dehors : il applique cette armature métallique sur la mâchoire fracturée, et les deux demi-circonférences, interne et externe, sont reliées de place en place, l'une à l'autre par des fils passant dans l'interstice des dents.

Préterre a publié un modèle qui ressemble de tous points à celui d'Hammond.

D'autre part, l'enlacement des dents peut être quelquefois secondé par l'application, sur l'arcade dentaire, d'un moule en gutta-percha. Dans un cas de fracture symphysaire que nous observâmes à l'Hôpital de Caen en 1889, la consolidation fut parfaitement obtenue par l'enlacement des dents suivi de l'application d'une lame de gutta-percha.

On peut également combiner la fronde et l'enlacement des dents et nous avons de la sorte un appareil de la troisième catégorie.

A cette classe, se rattachent aussi les appareils de *Nicole du Neubourg et de Malgaigne;* ils consistent, tous les deux, en deux lames d'acier qui s'appliquent l'une en dedans, l'autre en dehors de l'arcade dentaire et qui sont réunies l'une à l'autre par des vis interdentaires.

Enfin M. *Wheelhouse* propose d'enfoncer, dans le maxillaire, des pointes d'acier qui serviraient de points d'appui à un entortillement. C'est une idée qui nous semble difficile à pratiquer.

Appréciation. — Faisons vite justice des deux appareils précédents, ceux de Malgaigne et de Nicole du Neubourg. Quoique leurs inventeurs leur aient dû des succès, il est certain que ces deux lames d'acier, quelque solidement fixées qu'elles soient, doivent glisser sur les dents avec une extrême facilité puisqu'elles ne se moulent pas exactement sur ces organes; d'autre part elles constituent des corps étrangers volumineux qui irritent les gencives et produisent la salivation. Les appareils de Malgaigne et de Nicole de Neubourg n'ont plus qu'un intérêt historique.

Il n'en est pas de même de l'enlacement. Malgré les dénégations de Richerand, de Boyer, de Delpech et d'A. Bérard, A. Paré, Ledran, Allin, Baudens, Suzeau, Richet, lui ont dû de nombreux succès.

Ces succès, il est vrai, doivent s'appliquer à des cas faciles; si les fragments sont trop mobiles, l'enlacement des dents devient insuffisant. C'est d'abord une prétention exagérée que de vouloir, par un simple fil métallique, rétablir la continuité d'un arc osseux soumis à des actions aussi puissantes que l'est le maxillaire inférieur. Les contractions des élévateurs, celles des abaisseurs de la mâchoire inférieure, si multipliées dans les mouvements de la mastication et dans ceux beaucoup plus nombreux de la déglu-tition, ont vite fait de relâcher ces faibles ligatures, d'ébranler les dents auxquelles elles sont fixées, d'irriter les gencives et de provoquer, par la suite, l'infection de celles-ci. — Richerand, avec quelque raison, reproche aussi à l'enlacement de n'empêcher le déplacement que suivant la longueur de l'os; « or, rien ne tend à le déplacer dans ce sens; c'est toujours de haut en bas qu'il s'effectue. » Il est vrai que cette fixation latérale, si elle est très étroite, suffit cependant à empêcher l'abaissement.

3° APPAREILS MIXTES

c'est-à-dire agissant à la fois sur le menton et sur les dents.

Ils doivent être subdivisés en deux sous-classes, suivant qu'ils permettent ou qu'ils ne permettent pas l'abaissement du maxillaire inférieur.

(A) *Appareils ne permettant pas l'abaissement du maxillaire inférieur.* — Le procédé d'Hippocrate doit être rangé dans cette deuxième sous-classe :

Hippocrate pratiquait d'abord l'enlacement des dents avec un fil d'or, puis il appliquait des lanières suivant cette tech-nique : « On prend une lanière de cuir de Carthage, de largeur convenable ; on enduit la mâchoire de gomme, et avec de la colle on fixe l'extrémité de la lanière vers l'endroit de la fracture, en laissant entre la lanière et la lésion un inter-valle d'un doigt ou un peu plus ; cette lanière passe par dessous la mâchoire ; elle doit avoir une incision dans la direction du menton afin d'en embrasser la pointe. Une autre lanière semblable est collée vers le haut de la mâchoire, étant, elle aussi, séparée de la lésion par le même intervalle que la première. » (Thèse de Ste-Colombe). C'est en somme un appa-reil inamovible avec tous ses inconvénients : irritation de la peau, compression et étranglement de tissus œdématiés.

Guy de Chauliac et *A. Paré*, pratiquent l'enlacement des dents et appliquent ensuite une fronde.

Les appareils modernes procèdent tous du même principe : Entre les deux arcades dentaires, est interposé un corps facile à tailler ou à ramollir, sur lequel ces arcades s'impriment et restent fixées ; une fronde maintient le maxillaire inférieur appliqué contre le supérieur.

Tel est l'ancien appareil de *Muys*, formé d'une gouttière d'ivoire.

Boyer emploie une lame de liège en forme de fer à cheval; il taille, sur les faces supérieure et inférieure de cette lame, deux gouttières destinées à recevoir les arcades dentaires correspondantes.

La gouttière de Muys est difficile à se procurer ; elle s'adapte très incomplètement aux arcades dentaires.

La plaque de liège de Boyer est contraire aux lois les plus élémentaires de l'antisepsie. La présence prolongée, pendant plusieurs semaines, dans un milieu aussi septique que la bouche, de cette matière poreuse où s'emmagasinent les liquides et les aliments, ne tarde pas à provoquer une odeur insupportable et à accumuler tous les dangers de l'infection la plus aiguë. Enfin, elle est tout à fait insuffisante à maintenir un fragment quelque peu mobile.

Appareil de Morel-Lavallée. — Infiniment supérieur est l'appareil de Morel-Lavallée. Son application se compose de cinq temps :

1° Réduction de la fracture et, si cela est nécessaire, maintien de la réduction par un fil métallique fixé aux dents voisines du foyer, fil amené au dehors de la cavité buccale et maintenu par un aide ;

2° Application d'une lame de gutta-percha, préalablement ramollie dans l'eau à 80° ; cette lame est appliquée entre les deux arcades dentaires, puis celles-ci sont rapprochées l'une de l'autre de façon qu'elles s'implantent profondément dans la masse de gutta-percha ;

3° Refroidissement de la gutta par injection d'eau glacée dans la bouche ;

4° L'appareil, consolidé par le refroidissement, est retiré de la bouche, poli et parachevé ;

5° L'appareil est remis en place et une fronde est appliquée pour maintenir le maxillaire inférieur.

Pour faciliter l'alimentation, l'auteur évite de rapprocher complètement les deux arcades et ménage entre elles, à travers la gutta-percha, une ou deux fenêtres qui servent à l'introduction des aliments.

Nous verrons, au chapitre suivant, que Morel-Lavallée a encore perfectionné sa méthode en créant un appareil qui permette l'ouverture de la bouche.

Appareil de Gunning. — Les Anglais et les Américains emploient un appareil très analogue au précédent et qui est dû à Gunning, avec quelques modifications apportées par *Hearn*.

Après réduction de la fracture, une première empreinte en cire est prise ; cette empreinte sert à fabriquer les deux pièces en caoutchouc qui constituent l'appareil. La première pièce s'applique exactement sur l'arcade dentaire supérieure, la seconde sur l'inférieure, et elles sont unies l'une à l'autre par des colonnes de caoutchouc qui n'en font qu'une seule pièce, et entre lesquelles les aliments peuvent être introduits. Chaque plaque est en outre percée de trous qui permettent le lavage des dents.

Liston et *Nasmyth* ont appliqué un appareil à fenêtre centrale, très semblable à celui de Gunning.

L'*Allemand Hermann* publia, en 1885, un appareil formé d'un coin de bois introduit entre les deux maxillaires et maintenu par une fronde passant sous le menton.

Appréciation. — L'appareil de Morel-Lavallée peut, à la rigueur, être fait par un médecin ; l'appareil de Gunning exige des connaissances spéciales à l'art dentaire.

Tous deux constituent des corps étrangers qui provoquent la salivation ; tous deux tiennent les mâchoires dans un état de demi-ouverture beaucoup plus pénible que l'occlusion complète. L'action et le rapprochement des lèvres sont entravés et la salive finit par s'écouler au dehors. La langue est gênée par cette masse interdentaire et la parole devient impossible, d'après l'aveu de Morel-Lavallée. Malgré les orifices ménagés par Gunning, le nettoyage de la cavité buccale reste problématique. La gutta-percha se ramollit toujours quelque peu et l'appareil de Morel-Lavallée finit par chevaucher. Enfin, s'il existe une plaie de la région mentonnière, la fronde devient gênante ou inapplicable.

Il faut reconnaître cependant qu'ils maintiennent mieux que tous les autres appareils précédents ; Lonsdale conseille, dans les cas difficiles, d'avoir recours à l'appareil de Gunning ; mais néanmoins, dans les cas de fracture double, le fragment médian, comprimé simplement aux deux extrémités de son petit diamètre (dents et bord inférieur du maxillaire) et suivant ce petit diamètre, est dans un état d'équilibre instable que l'impression des dents dans la gutta ne suffit pas à consolider ; il bascule aisément en avant ou en arrière.

(B) *Appareils permettant l'abaissement du maxillaire inférieur.*

Ce furent Desault et Chopart qui les premiers cherchèrent à réaliser ce desideratum si séduisant au premier abord. Dans leur *Traité de Médecine et de Chirurgie*, ils parlent de crochets de fer prenant implantation sur les dents et venant se fixer à une plaque de tôle appliquée sous la mâchoire.

Houzelot (1827) apporta à cette idée un progrès sérieux, ce qui explique le retentissement auquel donna lieu la publication de son appareil pourtant si défectueux.

Appareil d'Houzelot. — Il se compose de :

1° Une plaque buccale embrassant le bord libre des dents.

2° Une plaque mentonnière.

3° Une tige verticale dite maxillo-dentaire, réunissant les deux plaques ; la plaque buccale est soudée à cette tige ; la plaque mentonnière est au contraire mobile sur elle, peut être rapprochée à volonté de sa congénère buccale et fixée sur la tige à l'aide d'un écrou.

Morel-Lavallée, nous l'avons dit, a également accommodé son appareil à ce desideratum. Le moule en gutta-percha est relié à une mentonnière par l'intermédiaire d'un ressort métallique.

L'appareil de *Rudènick* modifié par *Klûge* et celui de *Bush* modifié par *Lonsdale*, antérieurs même à celui d'Houzelot, présentent avec lui, les plus grandes analogies. — Dans l'appareil de Lonsdale, le liège de la plaque buccale est remplacé par de l'ivoire.

L'appareil de *Jousset*, celui de *Desjardins*, celui de Foucart (1846), celui de *Bessières* (1875), s'inspirent des mêmes principes.

Kingsley a construit un appareil très employé par les Anglo-Saxons. Sur une plaque dentaire de caoutchouc vulcanisé, il fixe deux tiges d'acier qui sortent en dehors de la bouche près des commissures et se recourbent parallèlement aux joues. Sur ces tiges, s'applique une fronde de mousseline passant sous le menton et qui remplit le rôle de la plaque mentonnière dans les appareils précédents.

M. *Martin*, de Lyon, publiait, en 1887, un important travail, avec la description d'un nouvel appareil de son invention et quarante-deux observations à l'appui.

L'appareil de Martin se compose d'une gouttière en tôle d'acier se moulant exactement sur les dents de la mâchoire inférieure, d'une seconde gouttière, en tout semblable à la première, et la recouvrant exactement ; à la partie antérieure de cette seconde plaque, est fixé un ressort qui, sortant entre les lèvres, se recourbe vers le menton et se fixe à une mentonnière attachée au cou et à la tête par des courroies. Les

Leblanc. — 2.

— 18 —

plaques sont percées de trous pour le lavage des dents ; la mentonnière présente deux ailettes latérales, à charnières, qui peuvent s'abaisser et permettre, en partie, les lavages et les soins de propreté de la peau du menton.

Nous n'insisterons pas sur les détails de fabrication de cet appareil : prise de l'empreinte, reproduction en relief des arcades, reconstitution, dans sa forme, du moule de l'arcade dentaire lésée. Sur cette arcade dentaire, il faut modeler la tôle d'acier par l'intermédiaire d'un moule de zinc et d'une matrice en plomb, etc. Ce sont là toutes manipulations étrangères à l'art du médecin et que seul un dentiste instruit peut pratiquer.

M. Martin propose, pour les praticiens, une gouttière métallique, dans laquelle on mettra une matière modelable, gutta-percha et mieux amalgame d'étain et de cadmium. L'ensemble remplacerait la gouttière en tôle d'acier et porterait, comme elle, un ressort et une mentonnière. Ce serait là un appareil simple que tout médecin pourrait établir.

Enfin, M. *Martinier*, de Paris, a publié, en 1893 et en 1895, quatre observations de fracture unilatérale du maxillaire inférieur, traitées par lui avec succès. L'auteur a utilisé simplement une attelle métallique interdentaire, se moulant sur les dents de la mâchoire fracturée et fixée à quelques-unes d'entre elles par des fils métalliques.

Appréciation. — De toute cette catégorie d'appareils, nous n'en retiendrons que trois : celui de Kingsley, celui de Martin et la gouttière interdentaire de M. Martinier.

Le type des anciens appareils de cette catégorie, l'appareil d'Houzelot, est franchement mauvais. Il est très gênant, joue le rôle de corps étranger intra-buccal et provoque la salivation ; il comprime la peau du menton sur la crête saillante du maxillaire ; il irrite ainsi la peau et peut même causer des eschares. Quatre fois sur six cas, d'après Neuman, il provoqua des abcès sus-hyoïdiens. Il est lourd et il agit, par son poids, précisément à l'extrémité du levier du maxillaire, au point le plus éloigné de l'insertion des élévateurs ; il se déplace facilement parce que la plaque buccale ne s'applique pas exactement sur les dents et que la plaque mentonnière glisse sur la peau de la mâchoire pendant les mouvements de la mastication et de la déglutition. Il gêne ces deux dernier actes ,en appuyant sur la région sus-hyoïdienne.

Aussi les résultats de son application ne sont-ils guère brillants :

Dans l'observation I de la thèse d'Houzelot, l'appareil est impuissant à maintenir la fracture réduite.

L'observation du travail de Morel-Lavallée, l'observation V et l'observation X de la thèse de Ste Colombe donnent un semblable résultat.

Dans le Journal de Malgaigne, Mauquié cite 4 cas sur 6 où l'appareil a complètement échoué. Polaillon, cité par Ste-Colombe, eut, dans un autre cas, un égal insuccès.

L'appareil de Morel-Lavallée n'est guère meilleur : la gutta-percha se relâche au bout d'un certain temps ; l'appareil n'est plus suffisamment fixé ; d'autre part, il est volumineux, il irrite les gencives, accroît la salivation, et gêne les soins d'antisepsie locale.

Infiniment supérieur est l'appareil de Martin. Léger, peu volumineux, il peut être supporté comme une pièce de prothèse ; lorsque les dents sont nombreuses et bien implantées, il maintient parfaitement la fracture ; enfin il a l'avantage de permettre l'abaissement facile du maxillaire.

Il est cependant susceptible de quelques reproches : Et d'abord, la mentonnière constitue, malgré les compresses que l'on y place, un véritable réservoir à salive, à pus, à débris alimentaires ; l'auteur reconnaît lui-même que la peau finit quelquefois par s'excorier. D'autre part, le ressort qui applique cette mentonnière n'est pas réglé ; il appuie ou trop ou trop peu. Dans le cas de fracture double, le fragment médian n'est en somme fixé que d'une façon assez imparfaite par la gouttière intra-buccale et la pression irrégulière de la mentonnière. M. Martin avoue qu'il est souvent impuissant à corriger l'élévation du ou des fragments postérieurs; il propose contre cette élévation, l'usage de coins intermaxillaires forçant le malade à tenir la bouche ouverte sauf pendant les repas où ces coins sont enlevés; c'est là une situation très pénible et empêchant la déglutition de la salive.

Enfin et surtout, l'appareil de Martin, qui a donné d'excellents résultats entre les mains de son auteur, est un appareil difficile à construire. M. Martinier, pourtant habitué à ces sortes de travaux, le constate et propose quelques modifications destinées à faciliter cette construction. Il n'en est pas moins vrai que l'usage de cet excellent appareil restera, de ce fait, fatalement limité.

Le second appareil de M. Martin, celui qu'il propose pour les praticiens, c'est-à-dire cette gouttière remplie de gutta-percha ou d'un amalgame, n'est pas préférable à celui de Morel-Lavallée dont il a tous les défauts; il doit même être plus volumineux et plus gênant.

La gouttière interdentaire de M. Martinier, suffisante pour les fractures simples, ne le serait probablement pas pour les fractures doubles.

L'appareil de Kingsley subit les mêmes critiques que les précédents et d'autre part nous pouvons, avec M. Martin, lui reprocher ce fait que la plaque sous-mentonnière peut glisser en avant ou de côté, que, surtout, les tiges métalliques empêchent le décubitus latéral et doivent occasionner, pendant le sommeil, des déplacements nombreux; qu'enfin les pansements de la région mentonnière sont difficiles.

3° Procédés agissant directement sur les Fragments

Ce sont la suture et l'enlacement.

(a) *Suture.* — C'est l'Américain Kean Rodgers qui, le premier, pratiqua la suture des fragments du maxillaire inférieur, en 1827.

Douze ans après, c'est-à-dire en 1839, Flaubert de Rouen fit, en Europe, la première intervention de ce genre, et cela, affirme Laloy dans sa thèse de la même année, sans avoir connu les résultats obtenus par Kean Rodgers.

Depuis, Valentine Morth, Brainard de Chicago ; Norman, Thomas, en Amérique; Birkett, Hamilton, en Angleterre; Heyfelder et Billroth, en Allemagne; Morel-Lavallée, Follin, Gosselin, Nélaton, Broca, Polaillon, Verneuil, en France, pratiquent la suture du maxillaire.

Sous le titre de : Nouveau procédé de traitement des fractures du maxillaire, Rouge publia, en 1869, une observation de suture avec plaques de gutta-percha protégeant les gencives.

En 1873, Ste-Colombe réunit quinze cas de suture avec un insuccès, et trois morts, étrangères à l'intervention.

La thèse de Chapou, inspirée par Richet, paraît en 1877, et réunit quatorze observations suivies de succès.

La suture semble donc, et est en effet, un traitement très efficace des fractures du maxillaire.

Cependant elle ne réussit pas toujours. Chapou mentionne un cas dû à notre Maître, le professeur Tillaux, et où la suture fut impuissante à maintenir les fragments ; notre observation n° 1, l'observation de Gamble, sont deux exemples frappants de l'insuffisance de ce procédé, au moins dans certains cas. Comme le fait très justement remarquer Gamble, les fils métalliques doivent couper le tissu osseux et le fragment se déplace d'autant plus que le fil a cheminé plus loin.

D'autre part, même dans les cas favorables, on est souvent forcé de lui adjoindre un appareil. Le cas d'Annandale, l'observation de Letenneur, celle de Prestat, celle de Bruck, celle de Bérenger-Féraud établissent qu'il a fallu appliquer, après la suture, une gouttière métallique ou en gutta-percha.

Enfin, et surtout, la suture est une opération chirurgicale : elle exige l'anesthésie du patient. Puis, malgré les protestations de Broca et de Richet, il est des cas où une incision préalable de la peau du menton est nécessaire, lorsque le trait de fracture est très postérieur, situé près de l'angle de la mâchoire et par conséquent inaccessible par la bouche. Or, la plaie ainsi créée suppure souvent ; il reste une fistule qui se tarit à la longue et laisse une cicatrice irrégulière ; or, une cicatrice à la face n'est jamais chose à dédaigner.

(*b*) *Ligature des fragments.* — C'est Baudens qui, le premier, appliqua, à une fracture de contention difficile l'entortillement des fragments ; il obtint un succès complet.

Béranger-Féraud, dans son important travail, cite cinq cas, dont un personnel, et tous suivis de succès. En revanche Letenneur relate un échec dû à la ligature des fragments ; ceux-ci ne furent maintenus que par la suture.

La ligature n'est praticable que dans un nombre de cas limité. Elle exige une conformation spéciale des fragments, une forme oblique, en bec de flûte ; les fractures régulières et verticales ne peuvent être traitées par l'entortillement. Si le trait de fracture est très postérieur, il faudra faire une incision cutanée, comme pour la suture. Enfin c'est une opération très douloureuse et demandant l'anesthésie.

DEUXIÈME PARTIE

LE MAXILLAIRE SUPÉRIEUR
PRIS COMME *UNIQUE* ATTELLE
DANS LES FRACTURES DU MAXILLAIRE INFÉRIEUR

Nous insistons sur le mot (unique) de la phrase précédente, car les appareils de la 1re catégorie (frondes et bandages) et les appareils mixtes de la 1re sous-classe (ne permettant pas l'abaissement du maxillaire) emploient eux aussi le maxillaire supérieur comme attelle ; mais ils ne font qu'appliquer contre lui les fragments du maxillaire inférieur, par l'intermédiaire d'une autre pièce variable suivant les procédés.

C'est bien Guillaume de Salicet et plus exactement Guglielmo de Saliceto, qui eut, le premier, l'idée de fixer le maxillaire inférieur au supérieur. L'auteur vivait en Italie au XIIIe siècle, antérieurement à Guy de Chauliac.

C'est dans un livre imprimé à Paris, en 1805, et intitulé : *La Cyrurgie de Maistre Guillaume de Salicet*, que l'on peut lire le passage suivant :

L'auteur donne la technique de la réduction de la fracture, puis :

« Ceci fait, soient liées les dens de la madibule qui est saine avec les dens de la madibule qui est blessée, par cette manière. Soit prins long fil de lin et long fil de soye et soient retors ensemble et puis soient cirez avecqs de la cire et avecqs ce fil soient liées les dens ainsi comme sont tissues les hayes et soit tant et si longuement ce fil entrelacé entre les dents de la partie saine et de celle qui est blessée en les entrelassant maintenant par une dent, maintenant par l'autre, ainsi comme font les haies que le lien et le membre soiet ferme ».

Guillaume de Salicet ne cite aucune observation à l'appui de cette nouvelle méthode.

Le procédé indiqué semble d'ailleurs peu applicable. Cet enlacement complexe devait être peu solide et l'on s'explique le discrédit dans lequel tomba la méthode.

Dans un cas de pseudarthrose qu'il traita par l'avivement, Dupuytren eut recours à l'aide du dentiste Lemaire. Celui-ci mit d'abord à profit l'idée de Guillaume de Salicet, mais comme le dit bien Hamilton, Lemaire pratiqua en outre deux sortes de ligatures qui lui appartiennent en propre :

« Un fil de métal, lié à la dernière grosse molaire d'un côté, traversait la bouche et allait s'attacher à une des petites molaires du côté opposé ; l'autre fil s'étendait de la première petite molaire droite d'en bas à la première petite molaire gauche d'en haut. La guérison était achevée en deux mois, mais un des fils avait presque complètement sectionné la langue en deux ; et comme les chairs divisées les premières s'étaient réunies à mesure que le fil descendait plus profondément, celui-ci se trouvait enfermé comme un séton dans l'épaisseur de la langue.

L'idée particulière à Lemaire est jugée par le résultat ; nous ne nous y arrêtons pas.

Telle est, jusqu'à notre époque, la seule et imparfaite application clinique du procédé de Guillaume de Salicet.

Nous savons que Malgaigne et Hamilton n'en parlent que pour la condamner et qu'enfin les classiques modernes n'en font même plus mention.

Nous trouvons, dans un travail paru à Berlin en 1885, sous le nom de Rudolfi, in Verhandl. d. deutsch. Gesellch. f. chir. la description d'un appareil formé d'une plaque palatine attachée aux dents par l'intermédiaire d'un fil d'or et sur laquelle on peut fixer ces fragments, et Rudolfi ajoute : « On peut, par un moyen très simple, chez les jeunes individus, arriver à un bon résultat, si on emploie, à la fixation des fragments, non seulement les dents du maxillaire inférieur, mais aussi celles du maxillaire supérieur.

Dumont, thèse de Wurzbourg 1891, cite également le procédé de G. de Salicet.

APPLICATION DE NOTRE PROCÉDÉ

Nous choisissons le cas où le procédé nous semble appelé à rendre le plus de services, c'est-à-dire le cas de fracture double isolant un fragment médian.

Nous supposerons que le blessé possède toutes ses dents et qu'elles sont solidement implantées.

Il s'agit tout simplement de placer, à chaque extrémité du

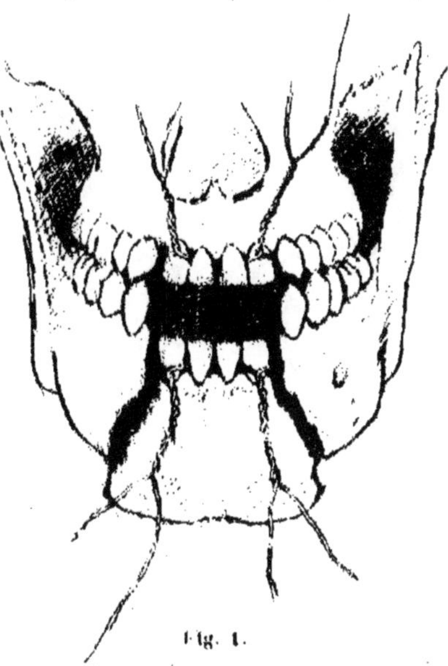

Fig. 1.

fragment, un fil d'argent, autour d'une dent, d'en faire autant à la mâchoire supérieure sur deux dents homologues, de rapprocher ensuite le fragment de façon qu'il s'articule très exactement avec les dents d'en haut et de réunir, deux par deux, les fils préalablement placés.

Exemple : Si le fragment du maxillaire inférieur comprend les quatre incisives (ce qui est assez fréquent) je placerai un fil autour de l'incisive externe droite, un fil autour de l'incisive externe gauche, un fil autour de chacune des deux incisives externes de la mâchoire supérieure ; je rapprocherai l'un de l'autre les deux maxillaires et une fois leur articulation parfaitement et étroitement établie, j'entortillerai ensemble les deux fils situés à droite et les deux fils situés à gauche.

Les figures I et II rendent parfaitement compte de ces divers temps.

Tel est le principe.

Entrons maintenant dans les détails.

L'opérateur se munira d'au moins quatre fils d'argent de

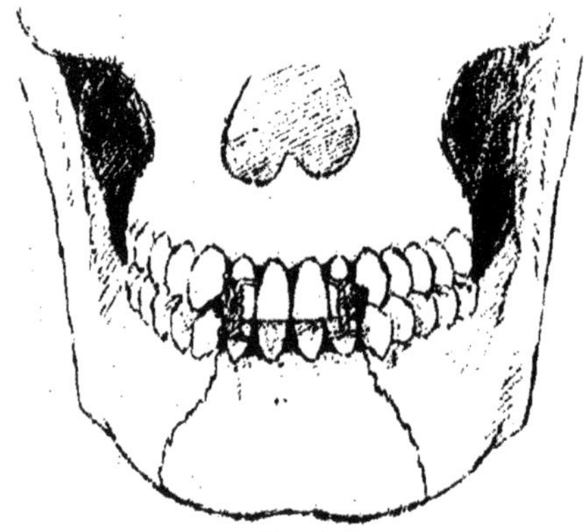

Fig. 1.

25 à 30 centimètres de longueur et de calibre égal à ceux qui servent encore rarement pour les sutures cutanées.

Avant de faire aucune tentative de réduction, il pratiquera un examen soigné des dents de son malade ; il fera choix de celles sur lesquelles devront s'attacher les fils.

La dent idéale pour cette application est celle qui est plus étroite à son collet qu'à son bord libre, celle qui présente la forme d'un trapèze à petite base répondant au collet. Si la dent est pointue et sans collet appréciable, comme le sont souvent les canines, elle ne doit pas être choisie puisque le fil glisserait sur ses bords obliques. Ces détails sont tellement évidents que nous n'insistons pas davantage.

Le choix des dents fait, il s'agit de passer autour du collet de chacune d'elles un fil d'argent ; ce fil doit être appliqué de façon que ses deux chefs puissent être entrecroisés sur la face antérieure de la dent comme l'indique la figure I. — Lorsque la dent choisie est suffisamment écartée de ses voisines, l'application du fil est simple : celui-ci, recourbé en anse à sa partie moyenne, est appliqué autour du collet et ses deux chefs entrecroisés en avant. L'opérateur a soin que le fil s'applique très exactement sur la face linguale de la dent et d'autre part il continue l'entrecroisement des deux chefs d'une façon régulière sur une longueur d'environ deux centimètres de façon à transformer, en un seul fil cordé, les deux chefs de l'anse et à faciliter ainsi le second entrecroisement avec le fil homologue de l'autre mâchoire.

Les quatre fils, solidement fixés aux dents, l'opérateur procède à la réduction parfaite de la fracture, applique énergiquement et avec la plus grande exactitude la mâchoire inférieure contre la supérieure, en ayant soin que les molaires se regardent par leur face triturante et que les incisives inférieures remontent en arrière des incisives supérieures (C'est la situation normale ; elle est l'inverse pour les prognathes). La main d'un aide maintient la réduction, pendant que l'opérateur, prenant les deux fils homologues, les entrecroise l'un avec l'autre ; puis ces fils sont coupés à un centimètre environ de leur point d'entrecroisement et leur extrémité est repliée du côté des dents, de façon à ne point blesser la muqueuse labiale.

Telle est l'application idéale dans un cas idéal : mais les choses ne doivent point se passer et ne se passent pas toujours ainsi.

Et d'abord, les dents peuvent être très rapprochées l'une de l'autre et ne point permettre d'un seul coup l'application de l'anse d'argent ; souvent même, les incisives, surtout à la mâchoire inférieure, sont tellement rapprochées, qu'en apparence, l'introduction entre elles d'un corps étranger paraît impossible ; or, entre chaque couple d'incisives, la muqueuse gingivale s'avance sous la forme d'une petite pointe rosée ; cette pointe est dépressible, et comme les incisives, aplaties à leur extrémité libre, prennent progressivement une forme arrondie de façon à se terminer par une racine conique, il en résulte qu'entre elles, au niveau de leur collet, il se fait un petit espace triangulaire à base gingivale, occupé par le petit angle de muqueuse précédemment signalé et qui donne, après la dépression préalable de la muqueuse, parfaitement passage à un fil d'argent de moyen calibre.

Dans ce cas, voici comment nous avons procédé : nous avons passé séparément chaque chef de notre anse d'argent, d'arrière en avant, c'est-à-dire de la cavité buccale vers l'extérieur. Pour cela, l'extrémité du fil, repliée en crochet, était introduite dans la bouche, la pointe amenée dans l'interstice de deux incisives ; un doigt de la main droite dirigeait l'introduction de la pointe dans l'interstice tandis que la main gauche, tenant, en dehors de la bouche, la plus grande partie du fil, tirait de son côté ; la pointe ne tardait pas à faire apparition en avant de l'arcade dentaire ; elle était saisie par une pince à forcipressure et amenée au dehors ; le second chef était passé de la même façon de l'autre côté de l'incisive, et une fois l'anse parfaitement appliquée autour du collet, l'entre-croisement des deux fils était effectué comme il a été dit plus haut.

On pourrait aussi dans les cas plus difficiles, écarter, à l'exemple de Gamble, deux dents trop rapprochées en interposant entre elles une petite tige de caoutchouc laissée une demi-heure en place ; ce temps est suffisant pour produire un écartement appréciable.

Les dents peuvent ne point présenter cet aspect trapézoïde

si favorable à l'application des fils. Il est pourtant absolument exceptionnel de ne pas leur trouver un collet quelque peu appréciable. Si ce collet était lui-même insuffisant, on pourrait, conformément au conseil donné par Foucart (Bérenger-Féraud) dans la ligature simple des dents, pratiquer avec une fine lime, une petite encoche sur les deux côtés des dents choisies comme points d'insertion. Cette atteinte portée à l'intégrité de l'émail favorisera peut-être plus tard l'apparition de la carie ; mais cette petite encoche peut d'abord être cautérisée, puis régularisée après le traitement ; le malade, avec des soins de propreté et d'antisepsie buccales, évitera cette carie ; d'ailleurs les dentistes pratiquent bien cette atteinte à l'émail quand ils usent à la lime les bords latéraux des dents trop serrées.

Enfin on pourrait, à l'exemple d'Angle et de ses imitateurs, fixer le fil à la dent par un ciment.

Les traumatismes en général très violents qui produisent les fractures du maxillaire inférieur entraînent assez souvent l'ablation et l'ébranlement de plusieurs dents. Et d'abord, les dents ébranlées, même très fortement, ne sont pas fatalement des dents perdues ; elles peuvent se fixer à nouveau très solidement dans leurs alvéoles ; il est donc sage de les respecter. D'autre part les dents peuvent manquer en totalité ou partiellement. L'absence complète de dents est une rareté ; l'absence partielle est au contraire fréquente. Notre observation 2 en est un exemple. Dans ce cas de fracture double, le fragment médian comprenait les 4 incisives ; l'arcade dentaire était complète en bas, mais il manquait, à la mâchoire supérieure, les 2 incisives de droite, la canine et la 1ʳᵉ petite molaire du même côté. La fixation de l'extrémité gauche du fragment aux 2 incisives latérales gauches du maxillaire supérieur fut facile ; mais les points d'appui nous manquaient en haut pour la fixation du fil jeté sur l'incisive latérale droite du fragment. Nous eûmes l'idée de passer un fil d'argent dans l'épaisseur du bord alvéolaire déshabité ; puis le fil fixé à l'incisive droite du fragment fut enlacé avec le précédent et l'extrémité droite fut ainsi comme suspendue au maxillaire supérieur ; elle n'avait aucune tendance à l'ascension, mais comme le fragment latéral droit du maxillaire était dévié en dehors, nous pratiquâmes l'enlacement de ce fragment droit avec le fragment médian par l'intermédiaire des dents voisines. Si ce petit mouvement d'ascension se fût esquissé plus nettement nous aurions encore pu remplacer les dents absentes par un morceau de caoutchouc ou de gutta-percha traversé par le fil supérieur et sur lequel seraient venues buter les dents du fragment.

Nous tenons à signaler la façon dont le fil fut passé dans l'épaisseur du rebord alvéolaire du maxillaire supérieur ; il fut introduit avec le perforatif de notre Maître Lucas-Championnière et passé en U de façon que la convexité de cet U répondît à la cavité buccale et que les 2 branches ressortissent sur la face labiale de la gencive, c'est-à-dire sur le même plan vertical que la face antérieure des incisives correspondantes ; sans cette précaution, le fil simplement passé une fois dans l'épaisseur de l'os, eût été trop postérieur et l'extrémité du fragment attirée en arrière.

Nous tenons à insister sur ces détails parce qu'ils font partie de la méthode et qu'ils la complètent. Même en l'absence partielle des dents, le maxillaire supérieur demeure l'attelle immuable à laquelle les fragments de son congénère inférieur restent fixés.

Les fragments latéraux sont parfaitement maintenus appliqués contre l'arcade dentaire supérieure par la tonicité des élévateurs : temporal, masséter et ptérygoïdien interne ; autant, en effet, le fragment médian est attiré en bas et en arrière pa la tonicité et les contractions des muscles sus-hyoïdiens, autant au contraire les fragments latéraux sont facilement maintenus dans leur position normale.

M. Martin a cependant signalé une certaine tendance des

fragments latéraux à se porter en dehors et à élargir de la sorte le diamètre transversal de la mâchoire inférieure.

La force et la direction du traumatisme peuvent dévier ces fragments ; mais d'autre part, le trait de fracture est la plupart du temps oblique par rapport à la longueur de l'os et il forme un biseau taillé pour le fragment médian aux dépens de sa face externe et pour le fragment latéral aux dépens de sa face interne. Cette disposition empêche ainsi le transport en dedans du fragment latéral.

Cependant le déplacement en dedans a été observé et M. Martin en cite trois cas sur dix-neuf observations.

En tous cas ce déplacement, qu'il soit interne ou externe, est facilement réductible en général ; il a peu de tendance à la récidive et, s'il en avait, rien ne serait plus simple que de fixer le fragment latéral par enfacement, au fragment médian.

Existe-t-il des cas où l'on doive lier une molaire à sa congénère supérieure et la chose est-elle possible ?

Nous ne l'avons point pratiquée dans nos deux observations, mais nous nous sommes rendu compte que l'application peut être faite, surtout pour les prémolaires ; il suffit d'ailleurs d'examiner une molaire pour voir que, malgé son apparence de parallélipipède régulier à angles arrondis, cette dent possède un collet plus étroit que la couronne ; un abaisse-langue écartant la joue et tenu par un aide, l'opérateur pourra, en recourbant chaque extrémité du fil en forme de crochet, la passer de chaque côté de la dent choisie et entrecroiser ensuite les deux chefs sur la face externe.

Mais on aura rarement recours aux molaires comme point d'attache et nous ne voyons guère que trois cas qui nécessiteraient ce choix.

D'abord une insuffisance complète des incisives.

En second lieu, si un des fragments latéraux d'une fracture double était trop mobile et que la simple ligature avec le fragment médian fût insuffisante; le même cas pourrait se produire pour une fracture simple siégeant entre deux molaires.

En troisième lieu, une fracture double peut siéger du même côté et comprendre de la sorte un fragment qui peut, à la rigueur, être fixé en avant par les incisives, mais qui devra l'être en arrière par les molaires. Il en est de même pour une fracture double dont le premier trait aurait son siège entre deux molaires et dont le second trait serait placé sur l'angle du maxillaire, la branche ascendante ou le col du condyle.

Ces fractures doubles et unilatérales sont rares.

En dehors de ces cas, les incisives sont largement suffisantes; il n'est pas nécessaire, en effet, dans une fracture double, que la fixation soit établie aux deux extrémités du fragment; pourvu que les deux ligatures soient éloignées d'une ou deux dents elles assureront parfaitement l'immobilisation du fragment. Dans les fractures simples, c'est le fragment le plus long, celui qui comprend la symphyse et auquel s'attachent les muscles sus-hyoïdiens, c'est ce fragment qui est déplacé et qu'il s'agit de fixer; et dans ce cas, il suffit qu'il soit fixé en un de ses points pour être immobilisé.

Quels fils doit-on employer?

Guillaume de Salicet indiquait des fils de lin et de soie.

Nous nous sommes servi de fils d'argent.

Mais, ainsi que le recommandent Sainte-Colombe et Chapon, pour la suture, nous ne voyons aucun inconvénient à employer les fils de fer qui sont peut-être moins malléables, mais plus résistants.

Combien de temps les fils doivent-ils être laissés en place?

Pour Boyer, la durée moyenne de la consolidation des fractures du maxillaire inférieur est de 30 jours; pour Malgaigne, elle est de 40.

En réalité, rien n'est plus variable que cette durée.

Hamilton a vu la consolidation se faire attendre, 6, 7, 10, 11 semaines et plus.

Le premier malade d'Angle fut consolidé en 32 jours ; le second ne le fut qu'à la fin du 70e jour.

Celui de Gamble garda son appareil six semaines.

Notre premier malade fut immobilisé 40 jours et cette immobilisation fut insuffisante, puisque 10 jours après l'ablation des fils, il fallut réappliquer l'appareil pendant 20 jours encore. — Notre second malade fut consolidé en 30 jours.

Par les autres méthodes, les résultats sont tout aussi variables.

8 malades de Martin furent consolidés en 20 à 30 jours.

6, de 30 à 40.

5, de 40 à 50.

4, de 50 à 60.

Le premier malade de M. Martinier est consolidé en 30 jours, le deuxième en 64 jours, le troisième en 30 jours, après 20 jours sans traitement ; le quatrième, blessé le 17 juillet, n'est pas encore consolidé le 15 septembre, et son appareil n'est retiré que le 25 décembre.

Enfin, n'oublions pas que Mulhenberg signale, sur 656 cas de pseudarthrose après fracture, 16 cas de pseudarthrose du maxillaire inférieur. Béranger-Féraud en signale 24 sur 1000. Les fractures du maxillaire inférieur représentant à peu près 2 pour 100 de la totalité des fractures, nous voyons que les cas de pseudarthrose sont, en somme, pour ces fractures, un peu plus fréquents que la moyenne : Dans la statistique de Mulhenberg, le 2 p. % de ses 650 cas représenterait 13 cas de pseudarthrose pour le maxillaire inférieur et il y en a 16. — Dans la statistique de Béranger-Féraud, le même calcul nous donnerait 20 cas, il y en a 24.

MÉTHODE D'ANGLE

C'est en 1890 qu'Angle fait connaître sa méthode par un article paru dans le Medical Record de New-York et dans British J. Dent. Sc. de Londres.

Professeur à l'Ecole dentaire de l'Université de Minnesota, Angle avait institué toute une série d'appareils pour le redressement des dents. Ces appareils consistent en bandes métalliques qu'il fixe autour des dents et qu'il éloigne ou rapproche les unes des autres par des tiges métalliques munies d'écrous.

En 1888, Brown eut l'idée d'employer les appareils d'Angle pour le redressement des dents, au maintien des fragments du maxillaire inférieur, mais sans prendre le maxillaire supérieur comme attelle.

En 1889, Pedley fait une nouvelle application de ces mêmes appareils et émet, sans l'avoir pratiquée, l'idée que l'on pourrait, par leur moyen, se servir du maxillaire supérieur comme point d'attache.

C'est en somme Angle lui-même qui applique le premier cette idée et sa première observation date du 4 juillet 1889.

Enfin en 1894, Gamble publie l'observation que nous reproduisons à la fin de ce mémoire.

Tel est le court historique de la méthode d'Angle.

Celui ci ne tient nullement compte de l'anathème jeté par tous les auteurs sur les idées de Guillaume de Salicet et il semble totalement ignorer le nom de ce chirurgien.

Sa première observation a trait à une fracture de la symphyse à laquelle il applique une fixation transversale par son appareil; ce n'est là qu'une variation de l'entortillement des dents ; mais dans ses deux autres observations, poussé par la nécessité, il prend point d'appui sur le maxillaire supérieur et cela sans trop se douter de l'importance de cette modification.

Angle se sert d'anneaux métalliques analogues à ceux que
représente la figure ci-contre. Ces anneaux sont aplatis suivant
leur courbure, de façon à s'appliquer exactement autour des dents,
et le cercle qu'ils enserrent peut être diminué à l'aide d'une vis
munie d'un écrou. On peut ainsi, avec une clef, serrer cet
écrou jusqu'à ce que l'anneau soit très fortement appliqué
autour de la dent. Par surcroît de précaution, Angle fixe en

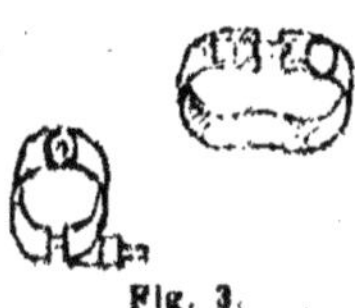

Fig. 3.

outre chacun de ces anneaux à la dent correspondante par du
ciment. Un anneau est ainsi attaché autour d'une dent de la
mâchoire inférieure, un autre autour de la dent correspondante
de la mâchoire supérieure ; puis la mâchoire inférieure est
rapprochée de la supérieure. Il ne s'agit plus que de la fixer
dans cette position. Or, chacun de ces anneaux porte, à sa
partie externe, non loin de l'écrou de fixation, un petit bouton.
Un fil de soie ou un fil métallique est entrelacé alternative-
ment en huit de chiffre autour des deux boutons supérieur e'
inférieur ; les dents sont de la sorte fixées bien exacteme
l'une contre l'autre.

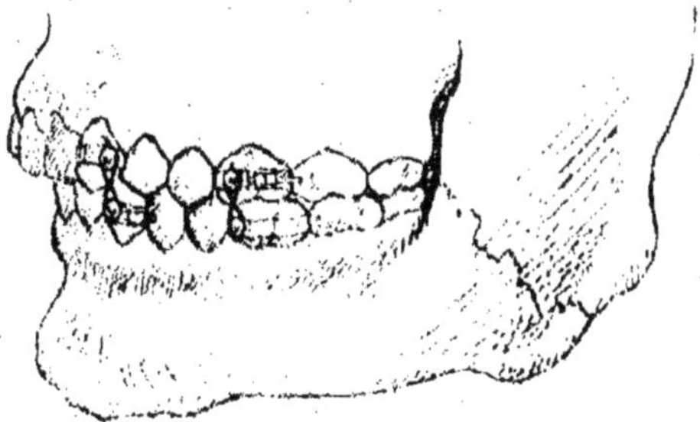

Fig. 4.

Au début de ses expériences, Angle rapprochait les anneaux
par l'intermédiaire d'une seconde vis à écrou, dont les éléments

étaient fixés à l'un et l'autre anneau ; le système des boutons et des fils, précédemment décrit, fut inauguré pour sa 3e observation. Il est plus simple et c'est lui qu'employa Gamble pour son malade.

Telle est la méthode d'Angle qui compte, à l'heure actuelle, trois observations.

Elle s'inspire, en somme, de la même idée que la nôtre ; les éléments d'application seuls diffèrent.

Et ce sont les inconvénients et les avantages de cette méthode de fixation au maxillaire supérieur qu'il nous reste maintenant à discuter.

OBJECTIONS FAITES A LA MÉTHODE DE FIXATION AU MAXILLAIRE SUPÉRIEUR

Comment se fait-il que l'antique procédé de Guillaume de Salicet ait été si parfaitement oublié ? Cela peut paraître étonnant, car cette idée de prendre le maxillaire supérieur comme attelle est au premier abord simple et logique.

1º La cause unique qui en a éloigné les chirurgiens est la préoccupation d'alimenter le patient : « Comment nourrissez-vous votre malade ? » telle a été la question qui nous a d'abord été posée.

Et d'abord il est depuis longtemps établi qu'il est possible de nourrir fort bien des malades pendant des mois avec des aliments liquides. C'est ce que nous avons donné à nos blessés : lait, bouillon, tapioca, chocolat, poudre de viande, viande râpée, purée de pois, de haricots, de pommes de terre, constituent des aliments qui, absorbés en quantité suffisante, nourrissent tout aussi bien que les aliments solides.

Notre premier malade avait eu l'idée, que nous avons trouvée excellente, d'aspirer ces liquides au moyen d'un tube de verre légèrement coudé et du diamètre d'un centimètre environ. Nous avons employé le même procédé pour notre second malade. Les aliments, aspirés par les lèvres, pénètrent facilement dans la bouche par deux voies principales : les interstices des dents d'abord, et ensuite par cet orifice qui fait communiquer le vestibule de la bouche avec la cavité buccale proprement dite, orifice limité en avant par la face postérieure de la dernière grosse molaire et en arrière par le bord antérieur de l'apophyse coronoïde recouvert à ce niveau, dit Sappey, par une muqueuse riche en glandules et formant saillie. Cet orifice admet le passage d'une sonde de 4 à 6 millimètres de diamètre.

L'expérience a prouvé, dit Gibson, qu'il y a toujours assez d'espace entre les dents pour permettre au blessé de prendre du bouillon ou tout autre aliment liquide.

Hamilton s'inscrit en faux contre cette assertion et prétend avoir vu des exceptions. En tous cas, nos deux malades, les deux malades d'Angle et celui de Gamble, se sont parfaitement alimentés malgré l'occlusion des arcades dentaires.

D'ailleurs, les fractures du maxillaire atteignent surtout les adultes et il est bien rare qu'une ou deux dents n'aient pas déjà été arrachées.

Nous ferons remarquer, enfin, que les appareils qui appliquent, par l'intermédiaire d'une fronde ou d'un bandage, la mâchoire inférieure contre la supérieure, apportent à l'alimentation les mêmes obstacles.

2° La seconde objection a trait aux difficultés apportées, par l'appareil, à l'articulation des mots. — C'est encore là une objection toute théorique. Nos deux malades ont, dès le premier jour, parlé distinctement. Chacun peut d'ailleurs se rendre compte qu'il est possible d'articuler tous les mots sans desserrer les dents ; le jeu de la langue et des lèvres, qui n'est point entravé, suffit à l'usage de la parole.

Les anciens appareils avec fronde et interposition, entre les deux arcades, d'une plaque de substance, gênent l'action de la langue, et en écartant trop les dents, empêchent les lèvres de se rapprocher ; ces appareils évidemment apportent un trouble considérable à l'articulation des mots, mais il n'en est pas de même dans notre procédé.

3° L'enlacement ébranle les dents. — Cela est vrai si l'on considère le procédé classique de l'enlacement des dents. Le simple entortillement métallique ne suffit pas, en effet, à rétablir la continuité du tissu osseux ; les multiples contractions nécessitées par la mastication et la déglutition ont bientôt ébranlé ce fragile appareil et les dents auxquelles il est fixé.

Mais, dans notre procédé, la mâchoire est mise au repos forcé. Les mouvements sont supprimés en totalité ; les tractions exercées sur les dents par l'intermédiaire des fils sont donc relativement minimes. C'est ce qui nous explique pourquoi celles-ci demeurent solides. Nous avons noté, dans notre 2° observation, un léger ébranlement qui n'a pas tardé à disparaître.

4° Les fils métalliques irritent la gencive, et cette irritation donne bientôt naissance à une infection locale.

Et d'abord l'usage des antiseptiques a singulièrement limité les infections intra-buccales si redoutables au temps de Dupuytren et de Boyer. D'autre part il suffit de se reporter à la figure 2, p. 26, pour voir nettement que les fils ne touchent pas la gencive. En effet, par suite d'un léger relâchement qui est constant et à cause de la traction opérée sur eux dans la direction du bord libre des dents, ils se rapprochent de ce bord libre et s'éloignent de la gencive.

L'irritation gingivale a été nulle chez nos deux malades.

5° Les fils métalliques causent de la douleur.

Nous protestons contre cette assertion. Quelle douleur des fils jetés autour de dents saines peuvent-ils causer. En dehors de la carie, de la gingivite que nous venons de voir et d'une périostite alvéolo-dentaire qui ne saurait être imputée à l'appareil, nous ne comprenons pas par quoi la douleur pourrait être provoquée.

6° Enfin on a accusé les fils d'user l'émail des dents et de provoquer la carie consécutive.

Cette usure nous semble douteuse ; vraie peut-être dans la ligature où les pressions des fils sont considérables, elle ne peut se produire dans la fixation au maxillaire supérieur où les tractions sont minimes ; et d'autre part, là où l'émail est disparu, la carie ne s'ensuit pas fatalement ; les soins locaux suffisent à la prévenir.

AVANTAGES DU PROCÉDÉ DE FIXATION AU MAXILLAIRE SUPÉRIEUR

1° Simplicité.
2° Parfaite adaptation des fragments.
3° Facilité d'antisepsie buccale.
4° Aucune atteinte portée aux téguments.
5° Rien d'apparent.
6° Enfin, les autres procédés peuvent être insuffisants et il réussit là où ils ont échoué.

1° *Simplicité.* — On ne saurait la mettre en doute.

La fronde, la ligature des dents, le moule en gutta-percha sont également des procédés simples, mais ils sont très insuffisants.

L'appareil de Martin est excellent, mais il est compliqué, il exige le concours d'un dentiste, il est impraticable à la campagne et dans les petites villes.

La suture est une intervention qui exige l'anesthésie et une certaine habitude opératoire.

Le procédé de fixation au maxillaire supérieur peut être pratiqué par le praticien sans aucun aide spécial et la plupart du temps sans anesthésie ; les fils d'argent sont faciles à trouver : à leur défaut les fils de fer leur sont supérieurs comme résistance.

2° *Parfaite adaptation des fragments.* — Ce que les auteurs ont surtout recherché dans ces derniers temps, c'est la reconstitution parfaite de l'arcade dentaire, de façon que l'articulation des deux mâchoires soit exacte, que les tubercules des dents inférieures s'engrènent avec les tubercules des dents supérieures.

C'est dans ce but que l'on a pris chaque fois le moulage des arcades dentaires et que ce moulage a servi à la fabrication d'appareils s'adaptant exactement aux dents.

Or, notre procédé permet d'obtenir le même résultat sans passer par toute cette série de manipulations spéciales.

Les deux arcades sont appliquées l'une contre l'autre ; il est facile de les amener à une parfaite coaptation et cette coaptation se fait directement sans interposition d'aucun corps étranger ; les molaires s'appliquent les unes sur les autres, les incisives inférieures remontent légèrement en arrière des supérieures. (C'est le cas le plus fréquent ; l'articulation directe des incisives inférieures sur les supérieures est rare, le prognatisme est un peu plus souvent observé).

D'autre part, le cas le plus difficile à maintenir est certainement celui du fragment médian dans la fracture double. Or, le schéma suivant rend aisément compte que le fragment ainsi isolé est parfaitement maintenu, fig. 5.

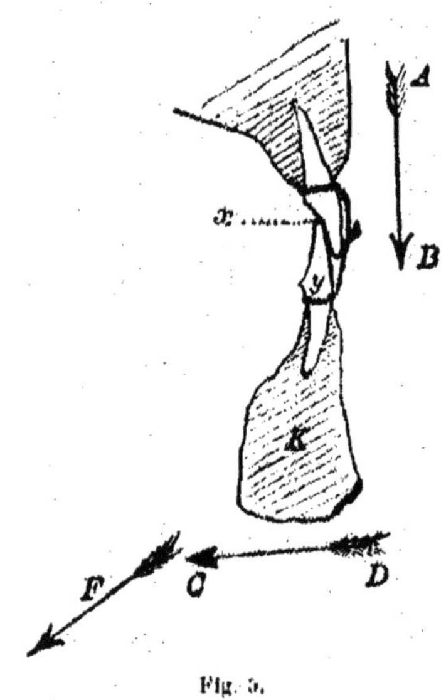

Fig. 5.

En effet, le fragment médian K, du maxillaire inférieur, est sollicité, par la contraction des muscles sus-hyoïdiens, à se porter obliquement en bas et en arrière suivant la force F.

Mais cette force oblique peut être elle-même décomposée en deux forces, dont elle serait la résultante, à savoir, une force verticale AB et une force horizontale antéro-postérieure CD. AB, il est facile de le voir, est annihilé par la suspension du fragment aux dents du maxillaire supérieur.

Mais si la force CD a tendance à agir, c'est-à-dire si le fragment a tendance à se porter en arrière, on voit qu'il s'établit un levier du deuxième genre dont la *force* est située à la pointe du menton et dirigée suivant CD, dont le point d'appui est situé en X, au point de contact des deux incisives, et la résistance en Y, c'est-à-dire au collet de l'incisive, par l'intermédiaire du fil d'argent qui, fixé à l'incisive supérieure, s'applique sur la face antérieure de celle-ci. Et comme ce fil est rigide et inextensible, la force CD est annihilée.

3° *Facilité d'antisepsie externe et intra-buccale.* — Les autres appareils compliqués de frondes, de mentonnières, de bandages, appuient sur la peau, l'irritent, l'excorient. S'il y a une plaie, ils la compriment, la rendent douloureuse, gênent l'application et le renouvellement des pansements. S'il y a du gonflement, ils le compriment, ou, lorsqu'il a disparu, ils deviennent trop larges.

Le procédé de fixation au maxillaire supérieur n'est compliqué d'aucun appareil extérieur; quant à l'antisepsie locale elle est extrêmement facile puisque l'usage des lèvres et de la langue, ces moteurs de la circulation intra-buccale, n'est nullement entravée et que les gencives ne sont recouvertes d'aucun corps étranger.

4° *Aucune atteinte portée aux téguments.* — Les eschares de la peau du menton ne sont pas rares avec les frondes et les mentonnières.

La cicatrice de la suture laisse des traces souvent très visibles.

5° *Rien d'apparent.* — La plupart des autres appareils se

— 42 —

compliquent de bandages, de frondes, de ressorts sortant par
la bouche, qui se déplacent pendant le sommeil, gênent le
malade, lui donnent un aspect disgracieux qui le confine à la
chambre pendant toute la durée du traitement; ou bien ils
appliquent, dans la cavité buccale, un corps étranger qui écarte
les lèvres, gêne la parole et cause une salivation intense.

Nos blessés, au contraire, ont pu sortir, parler et vaquer à
leurs occupations.

6° Enfin, nous l'avons vu, la plupart des autres appareils sont
quelquefois insuffisants, la suture elle-même a échoué; le procédé
de fixation au maxillaire supérieur possède peu d'observations,
il est vrai, mais ce sont tous des succès.

CAS DANS LESQUELS IL DOIT ÊTRE EMPLOYÉ

Malgré ces avantages indiscutables, il présente au moins un
grave inconvénient; l'occlusion permanente de la bouche. Aussi
n'avons-nous point la prétention de vouloir l'appliquer à tous les
cas.

Il est des fractures sans tendance au déplacement qui gué-
rissent sans appareil. Bérard en cite un cas. Nous avons le
souvenir d'en avoir observé un autre cas à l'hôpital St-Louis,
dans le service de notre maître Charles Nélaton.

Il en est d'autres qu'une simple fronde maintient parfaitement; mais la fronde partage, avec notre procédé, le défaut
de condamner la mâchoire à l'immobilisation. Nous préférerions
de beaucoup, dans ces cas, l'enlacement, soit simple, soit aidé
de l'application, sur l'arcade dentaire, d'une lame de gutta-
percha.

Ainsi donc, pour les cas simples, procédés simples : fronde et
mieux ligature des dents avec ou sans gouttière de gutta-percha.

Restent les cas difficiles.

Les appareils mixtes, immobilisant la mâchoire et dont le
type le plus parfait est l'appareil de Gunning, se compliquent
d'une pièce intra-buccale difficile à établir et d'une fronde plus

ou moins gênante. Le procédé de fixation au maxillaire supérieur qui, lui aussi, occlut la bouche, mais est beaucoup plus simple, leur est de tous points préférable.

L'appareil d'Houzelot et ses congénères à gouttière intra-buccale non moulée sur les dents sont primitifs et insuffisants.

L'appareil de Morel-Lavallée, avec plaque mentonnière, est, malgré tout, difficile à établir et maintient souvent mal les fragments.

En somme, quatre procédés méritent d'être appliqués dans les cas de fracture à contention difficile.

L'appareil de Martin.

Le procédé de Baudens.

La suture.

La fixation au maxillaire supérieur.

Toutes les fois que l'on aura sous la main un dentiste habile, accoutumé à la prothèse, l'appareil de Martin pourra être établi.

L'entortillement des fragments n'est applicable qu'à un petit nombre de fractures ; c'est une intervention douloureuse exigeant l'anesthésie.

Il en est de même de la suture, et les cas sont fréquents où le malade se refuse à une opération quelle qu'elle soit. —

D'autre part, lorsque la suture doit être précédée d'une incision à la face, il est infiniment préférable de fixer les fragments au maxillaire supérieur.

Ces trois méthodes, appareil de Martin, entortillement des fragments, suture, ont le commun mérite de permettre l'ouverture de la bouche, mais leur application est infiniment plus difficile, plus importante, plus grave que la fixation au maxillaire supérieur.

Ce sera, en somme, au praticien à s'inspirer de ses préférences et de celles de son malade pour établir le choix entre ces quatre méthodes.

OBSERVATIONS

Observation I

B... Louis, 28 ans.

Entré le 23 novembre 1895, salle A. Paré, service de M. Reynier, hôpital Lariboisière.

A reçu la veille, sur le menton, un violent coup de poing qui lui a fracturé la mâchoire inférieure ; 1ᵉʳ trait de fracture à droite, entre la canine et la seconde incisive ; ce trait est vertical, il divise l'os dans toute son épaisseur ; la muqueuse est déchirée et le foyer de fracture communique largement avec la cavité buccale.

2ᵉ trait à gauche, en arrière de la dent de sagesse, oblique de haut en bas et d'avant en arrière, correspondant à l'angle du maxillaire.

Le fragment médian, ainsi détaché, est d'une extrême mobilité ; il est très fortement attiré en bas et en arrière et il a subi, en même temps, un mouvement de bascule en avant : la face linguale des incisives est presque horizontale, la pointe de ces dents regardant en avant.

La réduction est assez difficile, il faut d'abord attirer fortement en avant le fragment médian, puis l'appliquer ensuite contre la mâchoire supérieure. Abandonné à lui-même, ce fragment retombe immédiatement en bas et en arrière.

L'application d'une fronde est inutilement tentée.

La suture est résolue et pratiquée le 25 ; anesthésie chloroformique.

1ᵉʳ fil à droite, passé dans la bouche, à travers la muqueuse, avec le perforatif de L. Championnière.

Pour le 2ᵉ trait de fracture situé à l'angle gauche du maxillaire, une incision est faite parallèlement au bord inférieur de l'os ; le foyer de fracture est mis à nu et les 2 fragments suturés au fil d'argent. Pendant cette seconde partie de l'intervention on s'aperçoit que le foyer communique, comme celui de droite, avec la cavité buccale. — 2 crins de Florence, un petit drain dans l'angle postérieur de la plaie, pansement iodoformé.

Après l'opération, la fracture semble bien réduite.

26. — Le fragment médian s'est de nouveau abaissé; l'arcade dentaire n'est plus régulière; la pointe de la 2ᵉ incisive droite est à 40ᵐᵐ environ au-dessous de celle de la canine. — Salivation abondante.

27. — On prépare une mentonnière plâtrée, qui est appliquée très exactement; après dessiccation, on fixe, aux quatre angles de cette mentonnière, quatre tubes de caoutchouc analogues à ceux qui sont employés pour les drains de moyen calibre. Les deux supérieurs sont liés ensemble au bregma, les deux inférieurs derrière l'occiput. Un cordonnet, parallèle à la suture interpariétale, relie les deux anses de caoutchouc; il est destiné à les empêcher de tomber, le bregmatique en avant, l'occipital en bas.

28. — Malgré le secours de cette fronde à pression continue, le fragment est de nouveau déplacé en bas et surtout en arrière.

30. — La mentonnière est remplacée par un chevestre double.

1ᵉʳ décembre. — Le déplacement s'est reproduit.

2. — Bronchite légère. T. V. 39°. Salivation intense; déglutition très pénible et très douloureuse. La plaie opératoire suppure. Le gonflement des parties malades est énorme.

4. — Même état. T. V. 38°5.

6. — La bronchite s'améliore. Le déplacement est toujours le même.

9. — Leblanc, interne du service, tente de fixer le fragment aux dents supérieures.

Un fil d'argent est passé autour de chacune des 4 incisives latérales; puis, la réduction bien opérée, les deux fils de droite (supérieur et inférieur) sont entortillés ensemble; il en est de même pour les deux fils de gauche.

L'application des fils a été presque indolore. Le fragment médian est parfaitement maintenu. La déglutition est immédiatement facile et non douloureuse.

10. — Le fragment est bien à sa place. Plus de salivation. Le malade prend des aliments liquides; il les aspire au moyen d'un tube coudé.

15. — Le fil de gauche s'est spontanément brisé; on le remplace sans difficulté; le gonflement a totalement disparu.

20. — Il persiste une fistule à l'angle du maxillaire, au niveau de l'incision; on extrait un petit séquestre.

20 janvier. — Les fils sont coupés; il existe encore une légère mobilité des fragments. Le malade demande à quitter l'hôpital.

Exeat le 21.

4 février. — Le malade revient; il a voulu se livrer trop tôt à la mastication, et la mobilité est réapparue.

La fixation au maxillaire supérieur est de nouveau établie pendant vingt jours.

24 février. — Les fils sont enlevés; la consolidation est complète.

Revu le 20 mars; la mastication est facile; l'arcade dentaire est régulière.

OBSERVATION II

F., Paul, 15 ans, tailleur de pierres. Entré le 27 juillet 1897 ; salle Nélaton, lit 7. Service de M. Peyrot.

Le jour de son entrée, le blessé a reçu sur la nuque une forte pierre de taille qui lui a projeté violemment la mâchoire inférieure sur le rebord d'un mur.

Il en est résulté les lésions suivantes :

1° Fracture double du maxillaire inférieur; premier trait à gauche, vertical, situé entre la canine et l'incisive latérale; deuxième trait à droite, situé aussi entre la canine et l'incisive latérale; ce trait est oblique de haut en bas et d'avant en arrière.

2° Les dents du maxillaire inférieur, malgré ce traumatisme considérable, sont intactes et parfaitement solides. Au contraire, à la mâchoire supérieure, les deux incisives de droite, la canine et la 1re petite molaire, ont été arrachées.

3° Il existe à droite, à la lèvre inférieure, une plaie de 5 centimètres de longueur comprenant la peau et le tissu cellulaire, mais n'atteignant pas la muqueuse labiale.

Le fragment médian du maxillaire inférieur ainsi isolé, est d'une extrême mobilité; il bascule en avant, en tournant autour de son axe transversal, de 45° environ. D'autre part, il est notablement abaissé par la contraction des muscles sus-hyoïdiens.

Les deux fragments latéraux, au contraire, sont à peine déplacés et maintenus appliqués sur les parties correspondantes de l'arcade dentaire supérieure par la tonicité des élévateurs de la mâchoire.

Les deux traits de fracture communiquent largement avec la cavité buccale.

Le gonflement des parties contuses est considérable. La lèvre inférieure est pendante, la salive, sécrétée en très grande abondance s'écoule hors de la bouche.

Du 27 juillet au 4 août, on se contente de pratiquer plusieurs fois par jour, des irrigations abondantes avec une solution de chloral au 1/100, l'ansement de la plaie de la lèvre.

Le 4 août, Leblanc, interne du service, entreprend la fixation du fragment mobile au maxillaire supérieur.

Un fil d'argent est passé autour du collet de la 2e incisive latérale gauche du fragment; un autre fil est passé autour du collet de l'incisive médiane droite, l'incisive latérale paraissant quelque peu ébranlée.

Ceci fait, un fil est également fixé à l'incisive latérale gauche du maxillaire supérieur ; il est destiné à fixer le fil correspondant du maxillaire inférieur ; mais, à droite, les points d'attache manquent, puisque les deux incisives, la canine et la petite molaire, de ce côté, ont été avulsées par le traumatisme. L'incisive médiane gauche pourrait, il est vrai, servir de point d'attache, mais il serait à craindre que l'obliquité de la ligature ne produisît un mouvement d'ascension de l'extrémité droite du fragment.

Le malade est anesthésié au chloroforme. A l'aide du perforatif de Championnière, un fil d'argent est passé, à travers la muqueuse, dans l'épaisseur du maxillaire supérieur, au niveau de l'alvéole déshabitée de l'incisive médiane droite. Ce fil est passé dans l'épaisseur du maxillaire, de façon à former une anse regardant, par sa convexité, la cavité buccale, et dont les deux chefs ressortent sur la paroi antérieure de la gencive ; les deux chefs sont tordus ensemble pour ne former qu'un seul fil.

Ceci fait, la fracture est réduite et le fragment médian appliqué immédiatement au-dessous de la mâchoire supérieure, de façon que la face antérieure des incisives inférieures s'applique, comme cela se fait normalement, contre la face postérieure des incisives supérieures. Les fils d'argent sont ensuite tordus séparément avec leurs homologues de la mâchoire supérieure.

Le fragment latéral droit ayant une légère tendance à s'écarter, un fil d'argent est jeté autour de la première prémolaire et réuni, par devant et par derrière la canine et l'incisive latérale, légèrement ébranlées, à la partie inférieure du fil fixé à l'incisive médiane droite.

L'arcade dentaire inférieure est, de la sorte, parfaitement reconstituée et maintenue en place.

5 août. — L'alimentation se fait facilement. Le malade aspire, par un tube de verre coudé, toute la série des liquides alimentaires : lait, chocolat, bouillon, purées, poudre de viande, etc.

La parole, un peu gênée, est néanmoins distinctement articulée.

Lavages buccaux très fréquents avec la solution de chloral au 1/100.

A partir du 6e jour il est permis au malade de fumer.

T. V. 38 et 38,2, le 1er et le 2e soir de l'entrée à l'hôpital. Depuis, température normale.

Exeat le 13 août ; la plaie extérieure est complètement cicatrisée. Aucune complication du côté de la bouche.

Après avoir perdu de vue ce malade, nous l'avons revu en février et voici les détails que nous en avons obtenus.

Il s'est fait en août un petit abcès au niveau du trait de fracture droit ; cet abcès s'est ouvert spontanément et a guéri sans expulsion de séquestre.

Le fil de gauche s'est spontanément rompu dans les premiers jours de septembre. La fracture n'en a pas moins été maintenue en bonne position. '

Les deux autres fils ont été enlevés par le malade lui-même, le 15 septembre ; la consolidation était parfaite. Le 1er octobre la mâchoire pouvait être facilement abaissée et la mastication est devenue tout-à-fait normale en novembre.

L'arcade dentaire est bonne comme aspect, sauf un léger déplacement du fragment latéral droit ; déplacement qui ne gène pas d'ailleurs l'articulation des dents.

A l'ablation des fils, les dents étaient légèrement ébranlées mais ont vite repris leur solidité première.

Fractures du maxillaire inférieur. — Nouvelle méthode de traitement
Par Edward H. ANGLE M. D.

Professor of Histology, comparative Anatomy, and orthodontia in the Dental department of the state University of Minnesota.

OBSERVATION I

Fracture symphysaire.

OBSERVATION II

Le 4 juillet 1889, William F..., 45 ans, était admis au Minneapolis City Hospital. Un coup de bâton d'un agent de police lui avait fait deux fractures simples de la mâchoire inférieure.

La première était une fracture oblique du côté droit, commençant à l'alvéole de la seconde petite molaire, s'étendant en bas et en arrière, atteignant l'alvéole de la première grosse molaire, brisant complètement la seconde prémolaire et lésant gravement la première grosse molaire. La seconde grosse molaire avait été perdue antérieurement, tandis que la troisième et les dents restantes étaient très usées et très ébranlées par le tartre dentaire.

La seconde fracture était située du côté opposé, très loin sur la branche montante. A cause du gonflement, je ne pus déterminer exactement le trait de fracture, mais la crépitation et la douleur occasionnées à cet endroit constituaient des signes évidents de fracture. Le patient, comme cela se produit en pareil cas, ne pouvait fermer les mâchoires.

La fracture du côté droit était complète et le fragment antérieur était très abaissé par la contraction du muscle digastrique, tandis que le fragment postérieur était énergiquement maintenu en haut, les molaires appliquées l'une contre l'autre.

Le traitement suivant fut appliqué :

Des bandes furent mises autour de chacune des quatre canines, lesquelles étaient le plus solidement implantées. Les extrémités fracturées furent soigneusement appliquées en bonne position; la mâchoire fut exactement fermée, les dents inférieures correspondant parfaitement aux supérieures. La force à déployer pour cette opération et la douleur occasionnée furent si grandes que l'on dut recourir à l'anesthésie.

Les points des bandes où devaient se pratiquer les attaches furent soigneusement notés; les bandes furent alors retirées de la bouche et les petits anneaux soudés aux points indiqués; après quoi, les bandes furent cimentées dans leur position propre, sur les dents, et deux petites vis de traction furent placées dans les anneaux. Les mâchoires furent fermées, les écrous serrés sur les vis, jusqu'à ce que les mâchoires fussent fermement appliquées l'une contre l'autre et chaque dent occupant la position qu'elle avait normalement par rapport à la dent correspondante de la mâchoire supérieure. Les deux traits de fracture furent alors examinés avec soin et trouvés en parfaite position. Comment en aurait-il pu en être autrement ? puisque la position la plus naturelle pour les maxillaires et les muscles y annexés avait été assurée et tous étaient dans leur position naturelle de relâchement et de repos.

Pendant une quinte de toux, la nuit suivante, une des agrafes se détacha mais fut remise le jour suivant sans difficulté. Aucun autre accident ne se produisit. Le patient prit facilement sa nourriture par les espaces situés entre les dents. La fracture resta ainsi maintenue sans le moindre mouvement pendant 32 jours ; l'appareil fut alors enlevé, montrant un résultat excellent.

Le patient avait l'habitude de fumer la pipe en terre, ce qui était démontré par l'usure des incisives latérales, usure causée par ce fait que le malade tenait sa pipe entre ses dents. Pendant la durée du traitement, il ne fut pas privé de son plaisir favori parce qu'il tint le tuyau entre ses lèvres au lieu de le tenir entre ses dents.

OBSERVATION III

Le 28 décembre, Thomas B... fut reçu à l'Infirmerie Dentaire de l'Université de l'Etat de Minnesota, souffrant des effets d'un coup reçu sur le côté gauche de la mâchoire, lequel avait produit une fracture de la mâchoire en deux endroits. Le premier trait de fracture était situé sur le côté gauche commençant entre la première et la seconde petite molaire et s'étendant en bas et en arrière assez loin pour entamer la partie la plus inférieure de la racine antérieure de la première grosse molaire. Le second trait de fracture était situé sur le côté, directement à travers l'angle de la mâchoire. La fracture avait été produite, 32 jours avant son admission à l'infirmerie, temps pendant lequel rien n'avait été fait pour la réduire. Il racontait qu'il avait consulté un médecin qui supposa que la douleur était simplement causée par un abcès dentaire et qui avait incisé la gencive dans l'intention de diminuer le gonflement. Plus tard, le patient avait fait appel à un dentiste d'une très petite ville, lequel n'avait pas fait le diagnostic de fracture et lui avait arraché deux petites molaires dans l'intention de le soulager.

Après examen, je trouvai un gonflement considérable dans la région de ces fractures, avec le résultat habituel : le patient était incapable de fermer la bouche, parce que le fragment antérieur était attiré en bas par la contraction des muscles abaisseurs de la mâchoire. Une pseudarthrose s'était établie. Les fragments pouvaient être facilement mobilisés sans provoquer de douleur.

Au niveau de la fracture du côté droit, il y avait peu ou point de déplacement; le gonflement était également léger. Avec l'aide du Prof. Léonard, le patient fut anesthésié; les extrémités des fragments furent alors frottées vigoureusement l'une contre l'autre dans l'intention de rompre les adhérences et de stimuler la faculté de réparation.

Les extrémités des os furent alors placées dans une position parfaite et les mâchoires fermées; on prit grand soin d'articuler les dents dans leur position normale contre les dents de la mâchoire supérieure.

La mâchoire inférieure fut alors solidement fixée à la supérieure de la même façon que dans l'observation précédente, avec cette différence que la méthode fut perfectionnée par l'usage d'agrafes à fermoir. Aucun ciment ne fut nécessaire, et, à la place des écrous, de petits boutons métalliques furent soudés sur le côté de ces agrafes; autour de ces boutons, fut entrelacé, en forme de huit de chiffre, un fil métallique.

On utilisa 4 agrafes encerclant les 4 canines.

A la fin du soixante-dixième jour, les agrafes furent enlevées et le malade libéré; l'os était devenu *parfaitement solide*.

On pourrait reprocher à cette méthode que, les dents étant rapprochées et les maxillaires solidement fixés l'un à l'autre, le patient ne peut s'alimenter. Cela, cependant, est faux, car on trouve rarement un malade qui n'ait pas quelques dents de moins; et, dans ce cas, il existe un espace très suffisant pour le passage des aliments liquides; et même si toutes les dents étaient à leur place, il a été prouvé qu'il y a entre les dents, derrière les grosses molaires et entre les incisives supérieures et inférieures, un espace suffisant pour permettre l'alimentation. Naturellement, dans ces cas rares, le malade met plus de temps à prendre sa nourriture; mais cet obstacle est grandement compensé par des avantages capitaux, tels que la propreté, le confort du malade, comparativement aux appareils grossiers et encombrants, son extrême simplicité et enfin la certitude d'obtenir un résultat parfait.

Note. — Dans le cas d'absence des dents, Angle propose d'enfoncer, de chaque côté du trait de fracture, des chevilles osseuses dans des trous correspondant aux alvéoles des dents disparues.

Traitement d'une double fracture de la mâchoire inférieure par les agrafes pour fracture d'Angle

Par W. E. GAMBLE, B.S. M.D. Chicago

M. E. N..., âgé de 40 ans, me fut envoyé par O. A. King BDS de cette ville, le 4 juillet 1894, pour le traitement d'une double fracture de la mâchoire inférieure; le trait de fracture, sur le côté droit, s'étendait de la 3ᵉ grosse molaire à l'angle de la mâchoire. La 3ᵉ molaire, étant très ébranlée, fut arrachée. La fracture, du côté gauche, était située entre l'incisive latérale gauche et la canine gauche. Le fragment était déplacé d'un demi-pouce au-dessous de la ligne de l'arcade dentaire. Par une pression directe, le fragment fut remis à sa place normale. Une bande roulée fut placée sur toute la longueur du fragment, sous la face inférieure de la mâchoire; par dessus, on appliqua un bandage à 4 chefs et le tout fut soigneusement cousu ensemble.

5 juillet. — Le fragment est déplacé comme auparavant.

La suture métallique fut proposée, mais le patient émit le désir qu'auparavant on essayât tous les autres moyens de traitement. Une mentonnière de cuir supportée par du plâtre de Paris moulé fut appliquée.

6 juillet. — Le fragment est déplacé. J'appelle le Dr A. J. Ochsner qui, en outre de la mentonnière et du moule de plâtre, ajouta une attelle interdentaire de gutta-percha bien adaptée. Le docteur, très soigneusement et très habilement, appliqua l'appareil.

7 juillet. — Le fragment est déplacé comme auparavant. On

renonça à l'application d'autres bandages. Le docteur Oehsner, avec mon aide, fit la suture du fragment du côté gauche. Il lui sembla inutile de faire une suture à droite ; un léger appareil plâtré fut appliqué pour supporter la mâchoire.

13 juillet. — Erysipèle facial développé dans la région de la plaie, puis envahissant progressivement la face et le cuir chevelu.

21 juillet. — Fragment légèrement abaissé. La région de la fracture est le siège d'un abcès. Les tissus sont gonflés sur une si grande étendue et avec une telle intensité qu'on ne peut plus seconder l'action de la suture métallique par des bandages placés à l'extérieur.

Du 26 au 31 juillet, le déplacement s'accrut graduellement ; à cette dernière date, il était aux 2/3 aussi grand que la déformation primitive. Le fil métallique avait évidemment coupé le tissu spongieux d'une distance égale au déplacement. Si le processus de réparation n'avait pas été interrompu par la maladie intercurrente il est probable que la suture métallique eût été suffisante pour maintenir la réduction des fragments. La suture n'avait pas seulement amené un insuccès ; elle avait encore été une source de complication ; les bouts du fil métallique avaient lacéré la lèvre inférieure et la langue. Du pus entourait le fil métallique, provenant d'un abcès formé dans la région de la suture. L'incisive latérale gauche et la canine du même côté devinrent très ébranlées, en sorte que l'on dut extraire l'incisive.

Etant donnée la situation précaire du patient, situation consécutive à son érysipèle, aux conditions locales des extrémités osseuses et au gonflement qui les entourait, il ne fallait plus compter sur la suture. Les fragments devaient à nouveau être ajustés et tenus en place ou une effroyable difformité en résulterait.

La seule surface non utilisée à laquelle ce large fragment pût être fixé était la mâchoire supérieure. La difficulté était de trouver un ou plusieurs points d'attache sur les dents du fragment inférieur et sur les dents correspondantes de la mâchoire supérieure, points auxquels on put fixer de la soie ou un métal et maintenir le fragment réduit jusqu'à consolidation. Sur ma prière, le docteur King eut l'obligeance de visiter les magasins de The Wilmington Dental Manufacturing Company de Chicago, dans l'intention de trouver, si possible, un appareil de fixation tout fait et pouvant être utilisé dans ce cas.

On trouva les agrafes pour fracture du D' Angle. Avec l'assistance du D' King une agrafe fut placée autour des deux incisives centrales du fragment et une autre sur l'incisive centrale gauche de la mâchoire supérieure. On eut un peu de peine à bien mettre ces agrafes en place. En appliquant exactement les agrafes sur

les dents et en serrant l'écrou jusqu'à ce que l'agrafe fût solidement fixée. Il n'y avait aucun danger que l'agrafe glissât. De la
sole plate bien graissée fut entortillée autour des boutons. Les
fragments furent solidement tenus en place par ce moyen pendant
six semaines et le résultat entièrement satisfaisant.

CONCLUSIONS

1° Dans le traitement des fractures du maxillaire inférieur, le procédé de fixation des fragments de cet os au maxillaire supérieur doit être relevé de l'oubli et pris en sérieuse considération.

2° Par sa simplicité, l'exactitude de la réduction et de son maintien, l'absence d'appareils intra et extra-buccaux, il est digne de prendre place à côté des appareils et des procédés chirurgicaux les meilleurs.

3° Pendant son application, l'alimentation par les liquides est facile ; l'usage de la parole est possible.

4° Nécessitant l'occlusion de la bouche, il doit être rejeté dans tous les cas de fracture à contention facile, là où des procédés moins exigeants peuvent être appliqués.

5° Lorsque l'anesthésie sera contre-indiquée ou que le malade se refusera à une intervention, le procédé de fixation au maxillaire supérieur permettra au praticien réduit à ses propres ressources, de traiter avec succès les cas les plus rebelles.

6° Il peut, dans toutes les fractures du maxillaire inférieur, sauf lorsque les dents font défaut, remplacer l'appareil de Martin, le procédé de Baudens et la suture, et réussir là où ils ont échoué.

OUVRAGES CONSULTÉS

ABRAHAM (P. J.) — Double fracture of the lower jaw. — Brit.
  M. J. Lond. 1882, II 1250.
ANGLE. — The Angle system of treating fractures of the maxillary
  bones.
  Brit. J. Dent. Sc. Lond. 1890, XXXIII 484-491 also : Med. Rec.
  New-York 1890, 611-613.
ANGLE. — Some of the principles to be considered in the treatment
  of irregularities of the teeth and fractures of the maxillary bones.
  Dental. rev. Chicago 1890, IV 380-383.
ARAOUSOS. — Thèse de Montpellier 1892.
ATKINS (F. H.) — A new splint for fractured jaw. — Med. Rec.
  NY. 1875, X, 266.
BARNETT (R.) — Notes of cases of fracture of the inferior maxillary
  bone. — Dublin J. M. Sc. 1874, IV, II 397-399.
BAUDENS. — Fracture de la mâchoire inférieure. — Bull. Acad. de
  méd. Paris, 1840, V, 341.
BÉRARD (A). — Fracture de l'os maxillaire près de la branche de
  cet os, guérison sans appareil, etc. — Gaz. H. Paris 1841, 21,
  III, 411.
BÉRENGER-FÉRAUD. — De l'immobilisation dans la fracture du max.
  inférieur. — Bulletin gén. de thérap. Paris 1865, 1, XIX, 348, 364.
Des moyens de fixation des dents dans les fractures des maxillaires.
  — Revue de thér. méd. chir. Paris 1887, XV, 452, 480 508.
BESSIÈRE E. — Appareil pour maintenir la réduction de la fracture
  du max. inf. — Rap. de Duchaussoy, Bulletin de la Société
  de méd. pratique de Paris 1875, 195-199.
BILLET. — Fracture double du max. inf. Contention par une
  gouttière en aluminium fixée par des rivets ; guérison complète.
  — Arch. proc. de chir. Paris 1896, V, 289-294.
BOUISSON. — Description d'un nouvel appareil pour le traitement
  des fractures de la mâchoire inférieure. — J. Soc. de méd.
  pratique de Montpellier 1843, VII, 106-116.
BRANCO. — Ueber die fractur des unterkiefers, nebst. — Mag. f.
  d. ges. theilk. Berl. 1825, XVIII, 3-59.

Brown (G. G). — An anchor splint for fracture of the jaw. — Med. Rec. N.-Y 1888, XXXIV-420.

Budolph. — Demonstration eines retention apparats für Unterkieferbrüchs. — Verhandl. d. deutsch. Gesellsch. f. Chir. Berl. 1885, XIV, 55-57.

Budenbender. — Ueber die Behandlung. — Fracturen des Unterkiefers, 8°, Wurzbürg 1885.

Chapon. — Thèse de Paris 1877.

Cluzeau (A). — De quelques fractures rares du maxillaire inférieur. 4° Paris 1898.

Cousins. — New splint fort the fracture of the jaw. — Brit. M. J. London 1888, ii 767.

Creutzwieser. — Doppelbrüch des untern Kinnlade nebst Verrenhung derselben. — Mag. f. des Heilb. Berl. 1835, XIV, 458-462.

Décrossas (B. E). — De la suffocation dans quelques cas de fractures doubles du max. inf. Paris 1876.

Despres. — Fracture double du max. inf. — Gaz. des H. Paris, 1882, IV, 121.

Doernblüth. — Doppelter Bruch des unterkiefers mit einseitiger werrenhung. Wochnschr. f. d. ges Heilh. Berl. 1836 (265) ii, 649.

Dubois. — Traitement des fractures du maxillaire inférieur. — Odontologie, Paris 1894, 2 s, I, 321-333.

Dubois. — Traitement des fractures du maxillaire inférieur. — Répertoire de thérapeutique, Paris 1896, XIII, 19-69.

Dubreuil (A). — Appareil pour les fractures de la mâchoire. — Bull. de Soc. de Ch. Paris, 1872, 3 s, I, 55.

Dubreuil (A.) — D'un nouveau mode de traitement des fractures du maxillaire inférieur siégeant au niveau de la symphyse ou dans son voisinage. — Gaz. H. P. 1872, XIV, 154.

Dumésil. — Présentation d'un appareil pour les fractures du max. inf. — Union médicale de la Seine-Inférieure, Rouen, 1881, XX, 35.

Dumont (Otto).—Ueber Unterkieferbrüche Wurzb. 1891, Köhler Hecker, 26, °p. 8.

Edgar. — Fracture of the maxillary bones. — Rec. N.-Y. 1890, XXXVIII, 92-94.

Eston. — Fracture du maxillaire inf. Montpellier Méd. 1892, I, 636-633.

Fischer (G.) — Vergögerte Herlung eines unterkieferbruchs nach 5 Monaten. — Deutsche Ztschr. f. chir. Leipzig, 1883, XIX, 131.

Fomard. — Sur un nouvel appareil appliqué dans un cas difficile de fracture de la mâchoire inférieure. — J. de chir. Malgaigne, Paris 1846, 327-330.

Gamble (W. E.) — The treatment of double fracture of lower jaw by Angle's fracture bands, with report of case. — J. Am. M. Ass. Chicago 1894, XXIII, 855.

GUNNING (T. B.) — Treatment of fracture of the jaw. — Independ.
Pract. Bull. 1880, I 171, II 296, 367, 430, 468, 526, 564.

HAMILTON. — Traité pratique des fractures et des luxations.

HARSANT (F. A.) — Fracture of the jaws and their treatment. —
Brit. J. Dent. sc. Lond. 1889, XXXII, 14-23.

HERMANN. — Ein einfacher apparat zur Behandlung von Unterkiefer
fracturen. — Deutsche mit arzn. Ztschr Berlin 1885, XIV, 598-606.

HILL. — On the modern treatment of fractures of the lower jaw.
Brit. M. J. London 1867, i, 190, 225, 261.

HÖNCZ (K). — Ueber Trüche des Unterkiefers (Transl) abstr. from :
Anns-term tud. Ertesito 1894, II 613. Pest med. chir. Presse,
Budapest 1895, XXXI, 172-175.

HOUZELOT. — Quelques considérations sur la fracture du corps du
maxillaire inférieur, Paris 1827.
— Nouveau moyen de contention pour les fractures du
corps de l'os max. inférieur. — Bull. Soc. Anat. Paris 1826,
2 II. 1841, 199-204.

JOUSSET. — Note sur un nouvel appareil pour le traitement des
fractures de la mâch. inf. — Gaz. méd. de Paris 1833.

KOLLMAN (Emile). — Ein Beitrag zur Behandlung von Kiefer brücher.
— Iena 1880 B. bugan 394.

KORNER. — Eine durch eine Schussverletzung Lerbeige-führte Unter-
kieferfractur, behandelt mit eines inneren Metallschiene-München
med. Wohnschr. 1893, XI, 909.

LALOY. — Thèse de Paris 1839.

LETENNEUR. — Fracture double de la mâchoire inférieure ; insuffisance de la ligature des fragments et de la ligature des dents ;
suture.

LOGAN. — Fracture and treatment of inferior maxillary ; Dental J.
Ann. Arbor. 1896, V, 77-80.

MALGAIGNE. — Traité des fractures et des luxations.

MARTIN (Claude). — Du traitement du max. inf. par un nouvel
appareil. Félix Alcan, 1887, Paris.

MARTINIER. — Fractures du maxillaire inférieur ; appareils destinés
à y remédier. — Société d'Odontologie. Séances du 3 mai et
du 18 novembre 1892.
— Considérations sur deux cas de fracture du maxillaire
inférieur. — Société d'Odontologie, 4 décembre 1894. Revue inter-
nationale d'Odontologie, janvier 1895.

MAUQUIÉ. — Contribution à l'histoire du traitement des fractures du
max. inf. — 4° Paris 1871.

MOREL-LAVALLÉE. — Appareil en gutta-percha pour les fractures
des mâchoires. — Bulletin gén. de thér. Paris 1862, IV, III,
200, 248, 252.

Norman (W). — Fracture of upper and lower jaw. A new mode
of treatment. — Lancet. Lond. 1870 II, 504.

Parkhill (C). — A new apparatus for the treatment of fracture
of the inferior maxilla. — J. Am. M. Ass. Chicago 1894, XXII, 407.

Pedley. — Treatment of fractures of the lower jaw. — Brit. M.
J. London 1884 II. 1019.

— Four cases of fractured inferior maxilla ; treatment. —
Brit. M. J. Lond. 1889, I. 583.

— A new application for fracture of the jaw. — North-
west Lancet S.-Paul 1889, IX, 257.

Peretz. — Ueber Unterkieferfrakturen. — Berl. 1873. Eychet Frie-
dlander, 38 p. 8°.

Pollosson. — Du traitement des fractures du max. inf. par l'appareil de Martin. — Lyon médical 1885, 203-210.

Prestal. — Fracture double du max. inférieur. — Bulletin de Soc.
chir. de P. 1854-55, V, 180-183.

Renard (C). — Des complications de la fracture du max. inf.
Thèse de Paris 1879.

Ribes (B). — De la fracture de la mâchoire inférieure. — Dict.
des sc. médicales. Paris 1818, XXIX, 411.

Ross. — A method of treating fracture of the inferior maxilla.
Ohio dent. J. Toledo 1895, XVI, 217, 321.

Rouge. — Nouveau procédé de traitement des fractures du max.
inférieur. — Bull. Soc. chir. Paris (1869-1870), 2 s. X, 138. Also.
Bulletin Soc. méd. de la Suisse rom. Lausanne, 1869, III. 89, 94.

Rudolphi. — Demonstration eines von zahnartz, etc. Ber. II d.
Verhandl. d. deutsch Gesellsch. f. chir. Leipzig, 1885, 42-45.

Sainte-Colombe (A. J. R.). — Des fractures du corps du maxillaire
inférieur considérées au point de vue de leurs complications
et de leur traitement. 4°, Paris, 1873.

Schuh. — Unterkief, bruch-Allg. men méd. Zto. 1857, II. 69.

Stimpson. — Fracture of the lower jaw. — Med. and. surg. reporter
Phila. 1892, IX, VII, 17.

Suzeau. — Un mot sur le traitement des fractures du max. inf.
Bulletin gén. de thérapeutique. Paris, 1850, XXXVIII, 70-73.

Thomas (Ho). — On the treatment of fracture of the lower jaw.
— Lancet. Lond. 1867, I. 79.

Truman. — A splint for fractured lower jaw. — Lancet Lond. 1884, I. 6. 41.

Wheelhouse. — A new mode of treating complicated fract. ch.
Lancet-London, 1867, II. 195.

Whittles (J. D.) — Notes on fractures of the maxillae and. man-
dible. J. Brit. Dent. Ass. Lond. 1895, XVII, 199-212.

Zwicke. — Brüche des Unterkiefers. — a fälle Charité. Ann. 1881,
Berl. 1883, VIII, 427.

Bertillon (Dr Jacques), chef des Travaux statistiques de la ville de Paris, membre du Conseil supérieur de statistique, etc. — **Cours élémentaire de statistique** conforme au programme arrêté par le Conseil supérieur de statistique et adopté par M. le Préfet de la Seine, pour le concours à l'admissibilité au grade de Commis-Rédacteur à la préfecture de la Seine. Broché . . . . **10 fr.**

Bertrand (L.-E.), médecin en chef de la marine, ancien professeur aux Écoles de médecine navale, et **Fontan** (J.), professeur de chirurgie navale et de chirurgie d'armée à l'École de médecine navale de Toulon. — **Traité médico-chirurgical de l'Hépatite suppurée des pays chauds**, grand abcès du foie. In-8º de 732 p. avec tracés et figures. . . . . **16 fr.**

Blanchard (Dr R.), professeur agrégé à la Faculté de médecine de Paris, secrétaire général de la Société zoologique de France. — **Histoire zoologique et médicale des Téniadés du genre Hyménolepis Weinland.** In-8º de 112 pages orné de nombreuses figures. . . . . **3 fr. 50**

Bourquelot (Émile), docteur ès-sciences, professeur agrégé à l'École supérieure de médecine de Paris, pharmacien en chef de l'Hôpital Laënnec. — **Les Fermentations**, vol. de l'Encyclopédie des connaissances pratiques. In-8º de 205 pages, illustré de 21 figures intercalées dans le texte, Cartonné . . . . **4 fr.**

Bourquelot (Émile). — **Les Ferments solubles.** 10ᵉ volume de l'Encyclopédie des connaissances pratiques. In-8º de 220 pages. Cartonné. . . . . **4 fr.**

Calmette (D.-A.), directeur de l'Institut Pasteur de Lille, médecin principal du corps de santé des colonies, ancien directeur de l'Institut bactériologique de Saigon. — **Le Venin des Serpents.** Physiologie de l'envenimation. Traitement des morsures venimeuses par le sérum des animaux vaccinés. In-8 de 72 pages. Broché . . . . **3 fr.**

Clado (Dr), chef des travaux de gynécologie à l'Hôtel-Dieu, ancien chef de clinique et de laboratoire de la Faculté. — **Traité des tumeurs de la vessie.** Un fort vol. in-8º de 750 p., 18 tableaux et 120 gravures dans le texte. Broché. . . . . **16 fr.**

Laborde (J. V.), directeur des travaux pratiques de physiologie à la Faculté, membre de l'Académie de médecine. — **Traité élémentaire de physiologie** d'après les leçons pratiques de démonstration, précédé d'une introduction technique à l'usage des élèves. In-8º de 450 p. avec 130 fig. dans le texte et 25 pl. dans l'introduction. Broché. **10 fr.** Cart. à l'angl., fer spécial . . . . **12 fr.**

Lesage (le Dr), médecin des hôpitaux de Paris. — Son article sur le choléra dans le supplément (1893) du **Guide pratique des Sciences médicales.** Cartonné . . **5 fr.**

Légru (E.), pharmacien en chef à l'Hôpital Beaujon. — **Les Alcaloïdes des Quinquinas,** avec une préface de Dr Sertürner. In-8º de 278 pages. Broché . . . . **7 fr. 50**

Letulle (Dr), **Guide pratique des Sciences médicales,** publié sous la direction scientifique du Dr Letulle, professeur agrégé à la Faculté de médecine de Paris, médecin des Hôpitaux. Encyclopédie de poche pour le praticien. Ouvrage in-18 de 1500 pages, cartonné à l'anglaise. . . . . **12 fr.** Le supplément pour 1892, in-18 de 420 pages . . . . **5 fr.** Le supplément pour 1893, in-18 de 440 pages . . . . **5 fr.**

Mangin (Dr Léon), professeur de cryptogamie à l'École supérieure de pharmacie. — **Énumération méthodique et raisonnée des familles et des genres de la classe des Mycophytes** (Champignons Lichens). In-8º de 334 pages, avec 166 figures intercalées dans le texte . . . . **10 fr.**

Maumené, docteur ès-sciences. — **Manuel de Chimie photographique.** Un vol. in-8º de 499 pages. Broché . . . . **5 fr.**

Sonsié Moret, Docteur en médecine, pharmacien en chef de l'Hôpital des Enfants malades. — **Éléments d'analyse chimique médicale appliquée aux recherches cliniques.** Vol. in-8º de 340 pages . . . . **6 fr.**

LILLE. IMP. LE BIGOT FRÈRES.

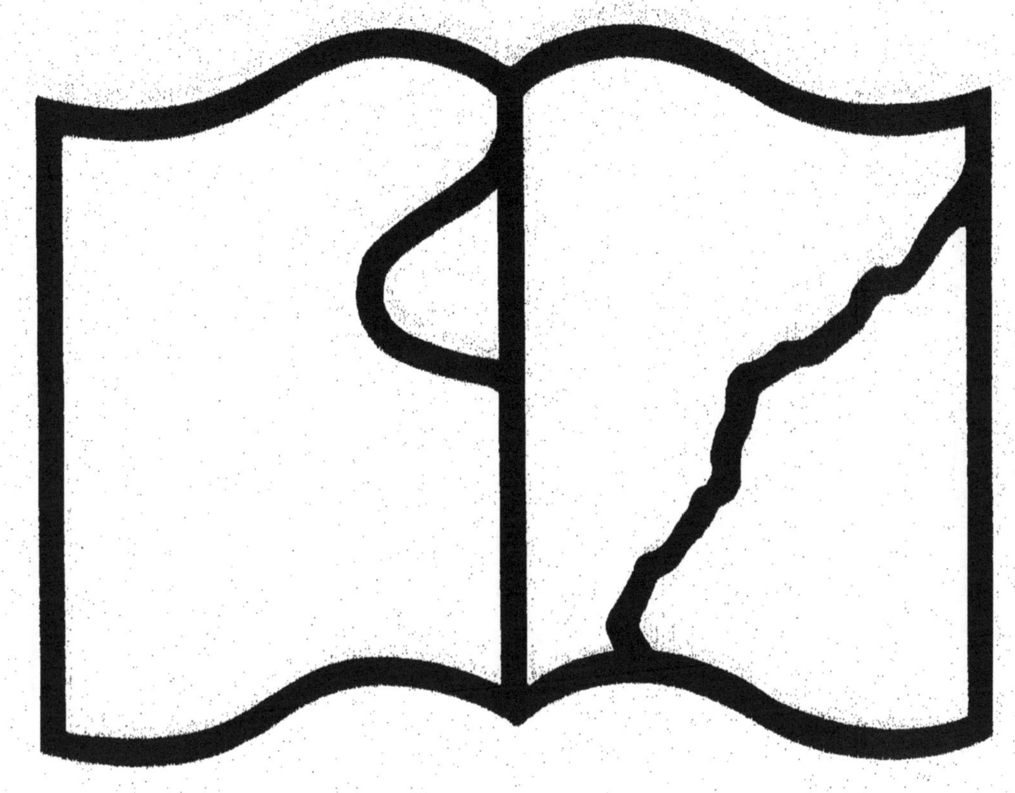

Texte détérioré — reliure défectueuse

NF Z 43-120-11

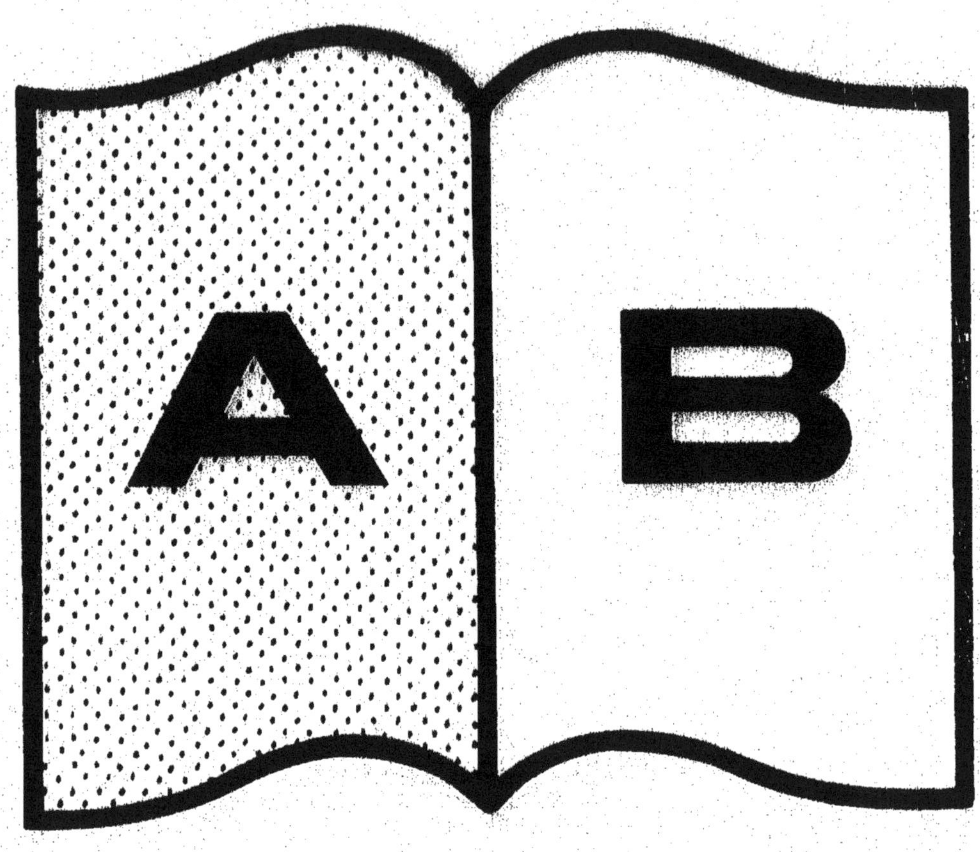

Contraste insuffisant

NF Z 43-120-14

9 782013 599221